# Notfälle in der Orthopädie

John T. Gorczyca

# Notfälle in der Orthopädie

Ein Handbuch für Studierende, Ärzte und Ärztinnen, Physician Assistants und Pflegefachkräfte

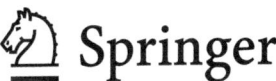

John T. Gorczyca
Department of Orthopedics,
University of Rochester Medical Center
Rochester, NY, USA

ISBN 978-3-031-92949-6     ISBN 978-3-031-92950-2  (eBook)
https://doi.org/10.1007/978-3-031-92950-2

Die Deutsche Nationalbibliothek verzeichnet diese Publikation in der Deutschen Nationalbibliografie; detaillierte bibliografische Daten sind im Internet über https://portal.dnb.de abrufbar.

Übersetzung der englischen Ausgabe: „Orthopaedic Emergencies" von John T. Gorczyca, © The Editor(s) (if applicable) and The Author(s), under exclusive license to Springer Nature Switzerland AG 2024. Veröffentlicht durch Springer International Publishing. Alle Rechte vorbehalten.

Dieses Buch ist eine Übersetzung des Originals in Englisch „Orthopaedic Emergencies" von John T. Gorczyca, publiziert durch Springer Nature Switzerland AG im Jahr 2024. Die Übersetzung erfolgte mit Hilfe von künstlicher Intelligenz (maschinelle Übersetzung). Eine anschließende Überarbeitung im Satzbetrieb erfolgte vor allem in inhaltlicher Hinsicht, so dass sich das Buch stilistisch anders lesen wird als eine herkömmliche Übersetzung. Springer Nature arbeitet kontinuierlich an der Weiterentwicklung von Werkzeugen für die Produktion von Büchern und an den damit verbundenen Technologien zur Unterstützung der Autoren.

© Der/die Herausgeber bzw. der/die Autor(en), exklusiv lizenziert an Springer Nature Switzerland AG 2025

Das Werk einschließlich aller seiner Teile ist urheberrechtlich geschützt. Jede Verwertung, die nicht ausdrücklich vom Urheberrechtsgesetz zugelassen ist, bedarf der vorherigen Zustimmung des Verlags. Das gilt insbesondere für Vervielfältigungen, Bearbeitungen, Übersetzungen, Mikroverfilmungen und die Einspeicherung und Verarbeitung in elektronischen Systemen.
Die Wiedergabe von allgemein beschreibenden Bezeichnungen, Marken, Unternehmensnamen etc. in diesem Werk bedeutet nicht, dass diese frei durch jede Person benutzt werden dürfen. Die Berechtigung zur Benutzung unterliegt, auch ohne gesonderten Hinweis hierzu, den Regeln des Markenrechts. Die Rechte des/der jeweiligen Zeicheninhaber*in sind zu beachten.
Der Verlag, die Autor*innen und die Herausgeber*innen gehen davon aus, dass die Angaben und Informationen in diesem Werk zum Zeitpunkt der Veröffentlichung vollständig und korrekt sind. Weder der Verlag noch die Autor*innen oder die Herausgeber*innen übernehmen, ausdrücklich oder implizit, Gewähr für den Inhalt des Werkes, etwaige Fehler oder Äußerungen. Der Verlag bleibt im Hinblick auf geografische Zuordnungen und Gebietsbezeichnungen in veröffentlichten Karten und Institutionsadressen neutral.

Springer ist ein Imprint der eingetragenen Gesellschaft Springer Nature Switzerland AG und ist ein Teil von Springer Nature.
Die Anschrift der Gesellschaft ist: Gewerbestrasse 11, 6330 Cham, Switzerland

Wenn Sie dieses Produkt entsorgen, geben Sie das Papier bitte zum Recycling.

# Inhaltsverzeichnis

| | | |
|---|---|---|
| 1 | Instabile Beckenfraktur | 1 |
| | Literatur. | 13 |
| 2 | Traumatische Amputation | 15 |
| | Literatur. | 20 |
| 3 | Femurschaftfrakturen | 23 |
| | Literatur. | 31 |
| 4 | Offene Frakturen | 33 |
| | Literatur. | 40 |
| 5 | Frakturen mit Gefäßverletzungen. | 43 |
| | Literatur. | 48 |
| 6 | Pädiatrische suprakondyläre Humerusfrakturen | 49 |
| | Literatur. | 55 |
| 7 | Offene Beckenfrakturen. | 57 |
| | Literatur. | 60 |
| 8 | Luxierte Gelenke. | 63 |
| | Literatur. | 71 |
| 9 | Septische Gelenke | 73 |
| | Literatur. | 78 |
| 10 | Offene Gelenkverletzungen | 81 |
| | Literatur. | 86 |

| 11 | **Wasserwunden**. . . . . . . . . . . . . . . . . . . . . . . . . . . . . | 87 |
|---|---|---|
| | Literatur. . . . . . . . . . . . . . . . . . . . . . . . . . . . . . . . . . . | 89 |
| 12 | **Verlagerte Femurhalsfrakturen**. . . . . . . . . . . . . . . . | 91 |
| | Literatur. . . . . . . . . . . . . . . . . . . . . . . . . . . . . . . . . . . | 96 |
| 13 | **Dislozierte Talushalsfrakturen**. . . . . . . . . . . . . . . . . | 97 |
| | Literatur. . . . . . . . . . . . . . . . . . . . . . . . . . . . . . . . . . . | 103 |
| 14 | **Epiphyseolysis capitis femoris** . . . . . . . . . . . . . . . . . | 105 |
| | Literatur. . . . . . . . . . . . . . . . . . . . . . . . . . . . . . . . . . . | 110 |
| 15 | **Kompartmentsyndrom**. . . . . . . . . . . . . . . . . . . . . . . | 111 |
| | Literatur. . . . . . . . . . . . . . . . . . . . . . . . . . . . . . . . . . . | 120 |

# Instabile Beckenfraktur 1

Ein 25-jähriger Mann ist in einen Motorradunfall verwickelt, bei dem er gegen einen Strommast prallt. Er kommt wach und aufmerksam in die Notaufnahme mit einer Herzfrequenz von 108 Schlägen pro Minute und einem Blutdruck von 80/52 mmHg. Er klagt über Schmerzen im Beckenbereich. Sein anfängliches anteroposteriores (a.-p.) Röntgenbild des Beckens ist in Abb.1.1 abgebildet. Wie hoch ist die Wahrscheinlichkeit, dass er an dieser Verletzung stirbt?

Dieser Patient ist hämodynamisch instabil und hat eine instabile Beckenfraktur. Sein erwartetes Sterblichkeitsrisiko beträgt 25 % [1], was recht hoch ist für eine traumatische Verletzung.

**Warum ist die Sterblichkeitsrate so hoch?**

Beckenverletzungen neigen zu Blutungen, und verschobene (mechanisch instabile) Beckenverletzungen bluten noch stärker. Die Hämorrhagie kommt von der Fraktur, vom traumatisierten Venenplexus vor dem Sakralbein am hinteren Becken und gelegentlich von Läsionen der Beckenarterien [2]. Der gesamte Blutverlust bei einer instabilen Beckenfraktur kann bis zu 4–6 Einheiten (2–3 l) Blut betragen, was den Tod durch Verbluten zur Folge haben kann [1]. Typischerweise beträgt das Blutvolumen 7 % der Masse eines Patienten, so dass ein 70 kg schwerer Patient ein Blutvolumen von 4,9 l hat und mehr als die Hälfte davon allein durch die instabile Beckenverletzung verlieren könnte.

Darüber hinaus haben Patienten mit Beckenfrakturen oft noch andere Verletzungen, die zur hohen Sterblichkeit beitragen.

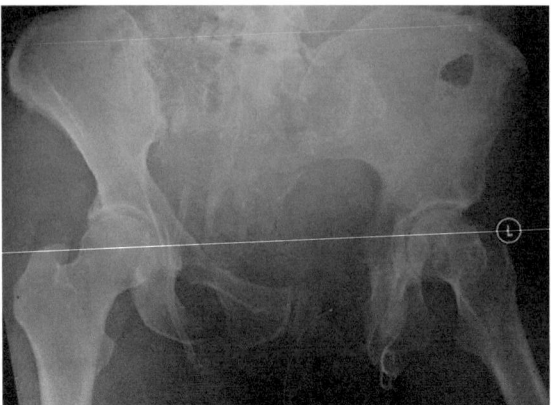

**Abb. 1.1** Das anteroposteriore (a.-p.) Röntgenbild des Beckens zeigt eine offensichtliche Diastase im vorderen Beckenbereich, mit subtileren Befunden einer linken Sakralfaktur und einer Verschiebung des rechten Sakroiliakalgelenks. Das Ausmaß der Verschiebung (>2,5 cm anterior und >1 cm posterior) deutet auf eine instabile Beckenverletzung hin, die ein hohes Blutungsrisiko birgt und bei Bedarf eine enge hämodynamische Überwachung sowie aggressive Reanimation erfordert. Eine solche Verletzung profitiert von einer temporären externen Stabilisierung des Beckens und wird letztendlich mit einer definitiven chirurgischen Stabilisierung behandelt, sobald der Patient stabil genug für eine Operation ist

### Welche radiographischen Merkmale kennzeichnen diese Beckenverletzung als potenziell stark blutend?

Im Allgemeinen ist der Impakt einer Beckenverletzung, die eine Verschiebung des hinteren Beckens (in der Sakroiliakalregion) auf dem anfänglichen a.-p.-Röntgenbild zeigt, so groß, dass er nicht nur eine Frakturverschiebung, sondern auch eine Verletzung der Weichteile und des Gefäßplexus vor der Sakroiliakalregion verursacht [2, 3] (Abb. 1.2). Daher können durch die initiale a.-p.-Röntgenaufnahme des Beckens (aufgenommen im Schockraum), die eine Verschiebung des hinteren Beckens um 1 cm zeigt, Patienten identifiziert werden, die ein Risiko für eine signifikante Blutung haben. Dies dient als wichtige Information bei der Priorisierung der Versorgung dieses Patienten.

# 1 Instabile Beckenfraktur

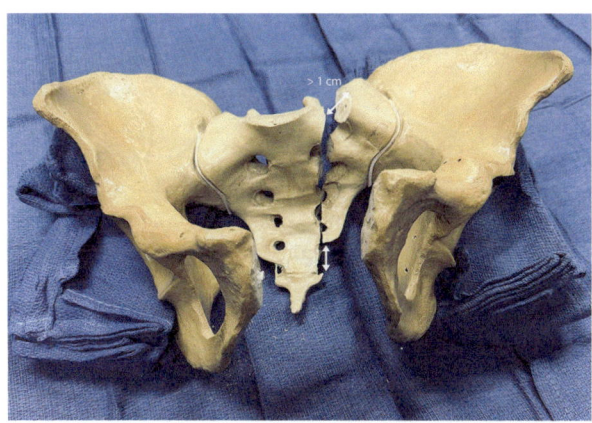

**Abb. 1.2** Sawbone-Beckenmodell zeigt Beckenfraktur mit Verschiebung an der anterioren Schambeinsymphyse sowie am linken posterioren Sakrum. Die Verschiebung der Fraktur >1 cm posterior stört die stabilisierenden Weichteile, zahlreiche Blutgefäße und in einigen Fällen die in der Nähe liegenden Nerven

Frakturen mit mehr als 2,5 cm Trennung (Diastase) des vorderen Beckens an der Schambeinfuge stellen ebenfalls eine Gefahr für eine signifikante Blutung dar [4]. Im Labor wurde nachgewiesen, dass für eine Diastase der Schambeinfuge von 2,5 cm mindestens eine Störung der vorderen Sakroiliakalbänder am hinteren Becken vorliegen muss, die wiederum mit einer Störung des venösen Plexus des hinteren Beckens und einer signifikanten Hämorrhagie verbunden ist. Daher ist diese „Open-Book-Verletzung" des Beckens bei diesem Patienten mit einer signifikanten Blutung verbunden (Abb. 1.3).

Initiale Röntgenaufnahmen können irreführend sein, da einige schwere Beckenverletzungen mit einer signifikanten Verschiebung zum Zeitpunkt des Aufpralls zurückfedern oder zum Zeitpunkt der Röntgenuntersuchung eine weniger verschobene Ausrichtung annehmen können. In einigen Fällen kann die Instabilität des Beckens durch körperliche Untersuchung oder mittels CT-Scan erkannt werden. In der frühen Bewertung und Reanimation von Traumapatienten sollte immer davon ausgegangen

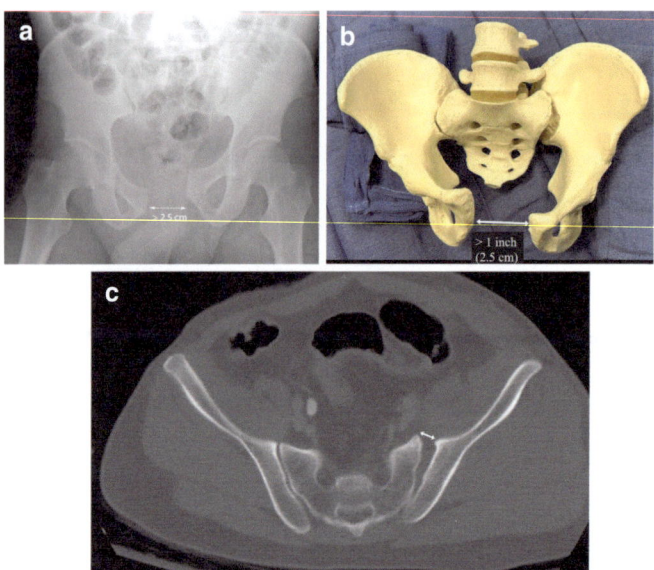

**Abb. 1.3** (**a**) Anteroposteriore (a.-p.) Röntgenaufnahme des Beckens. Klassische „Open-Book-Verletzung" des Beckens mit Diastase (Trennung) der Schambeinfuge >2,5 cm, was pathognomonisch für Beckeninstabilität ist und ein Risiko für eine signifikante Blutung darstellt. (**b**) Das Knochenmodell zeigt eine Diastase der Schambeinfuge und Verschiebung des vorderen Sakroiliakalgelenks. Obwohl die hinteren Sakroiliakalbänder in diesem Fall nicht beeinträchtigt sind, ist die Verschiebung im vorderen Teil des Sakroiliakalgelenks mit mechanischer Instabilität und signifikanter Blutung verbunden. (**c**) CT-Scan: Sakroiliakalgelenk bei Open-Book-Verletzung des Beckens mit Verschiebung nach vorne trotz intakter hinterer Bänder, die wie die Bindung eines Buches funktionieren, wenn das Buch geöffnet wird

werden, dass eine Beckenverletzung mechanisch instabil ist. Aus diesem Grund werden viele Rettungsassistenten und Sanitäter vorsorglich einen externen Beckenimmobilisator bei einem Patienten anlegen, basierend auf der Art des Unfalls (z. B. Sturz aus mehr als 3 m Höhe, Autounfall mit mehr als 30 cm Eindringtiefe, Unfall mit einem Kraftfahrzeug, bei dem der Patient aus dem Fahrzeug geschleudert wird, und Motorradunfall).

# 1 Instabile Beckenfraktur

Für eine Beckenfraktur mit unklarem Instabilitätsgrad nach Röntgenaufnahmen, körperlicher Untersuchung und CT-Scan kann eine Stressbewertung des Beckens mittels Fluoroskopie hilfreich sein, um zu identifizieren, bei welchen Patienten mit minimal verschobener Verletzung auf dem initialen Röntgenbild eine instabile Verletzung vorliegt, die das anhaltende Potenzial für eine signifikante Blutung hat. Des Weiteren kann hierdurch bestimmt werden, ob eine Operation zur Beckenstabilisierung durchgeführt werden sollte (Abb. 1.4).

**Welche Schritte sollten unternommen werden, um die Überlebenschance dieses Patienten zu maximieren?**

Nachdem sichergestellt wurde, dass die Atemwege des Patienten frei sind und er gut atmet und ventiliert, ist die nächste Priorität seine Zirkulation. Der Patient sollte sofort reanimiert und mittels intravenöser Flüssigkeiten und/oder Blutprodukten sowie durch vorläufige Stabilisierung des Beckens behandelt werden [1].

Der erste Schritt in dieser Reanimation besteht darin, einen intravenösen Zugang zu legen und Flüssigkeiten zu verabreichen.

Eine vorläufige Stabilisierung des Beckens kann durch ein festes Umwickeln mit einem Laken um das Becken oder durch

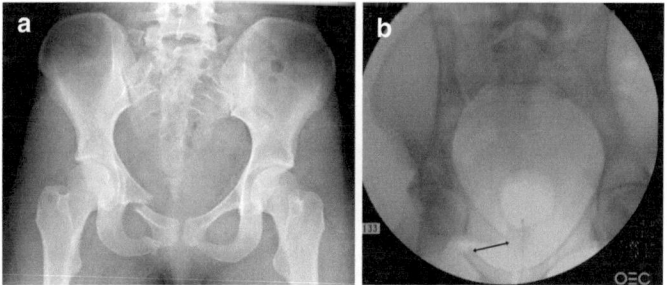

**Abb. 1.4** (**a**) Anteroposteriore (a.-p.) Röntgenaufnahme des Beckens. Verschiebung bei rechter oberer Schambeinastfraktur. Der genaue Grad der Instabilität ist unklar. (**b**) Intraoperative „Stress"-Röntgenaufnahmen zeigen deutlich mehr Verschiebung am oberen Schambeinast (schwarzer Pfeil) und das Vorliegen einer signifikanten Instabilität der Fraktur

einen zirkumferenziellen Beckenbinder erfolgen, der beim Festziehen die Größe des Beckenrings verkleinert und genügend Stabilität für das Beckengewebe bietet, um eine stabile Gerinnselbildung zu erleichtern (Abb. 1.5). Primär geht es darum, die Blutung so weit wie möglich zu verringern, damit der Patient auf die intravenösen Flüssigkeiten und Blutprodukte reagieren kann.

**Welche Flüssigkeiten sollte dieser Patient zur Reanimation erhalten?**

Dieser Patient hat einen systolischen Blutdruck <90 mmHg und eine Herzfrequenz >100 Schläge pro Minute, von denen jeder für sich genommen die Kriterien für eine hämodynamische Instabilität erfüllt und gemäß den ATLS-Richtlinien eine sofortige Bolusgabe von 1000 cc Kristalloid-Lösung (Laktat-Ringer-Lösung oder 1/2 normale Kochsalzlösung) erfordert. Dies dient als schnelles Mittel zur Verbesserung des intravaskulären Volumens des Patienten und zur Beurteilung des Grades der

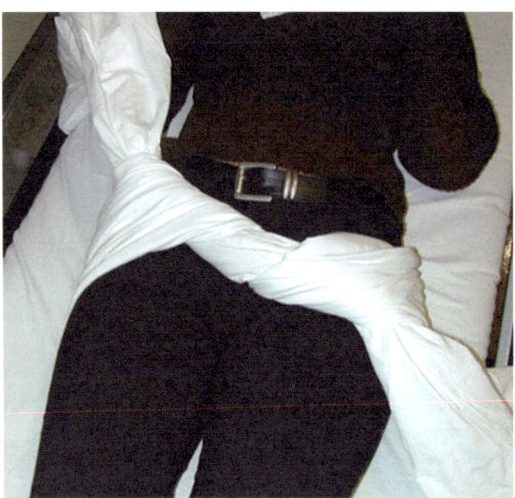

**Abb. 1.5** Position eines einfachen Lakens, das um das Becken eines Modellpatienten gewickelt und festgezogen wird, um eine gewisse Stabilität für das Becken zu bieten. Beachte: Bei einem tatsächlichen Patienten wäre die Kleidung entfernt worden

hämodynamischen Instabilität, um den Bedarf an weiterer Reanimation zu bestimmen. Wenn sich die Vitalzeichen des Patienten so weit verbessern, dass er hämodynamisch stabil wird und bleibt, dann war der Bolus wirksam. Wenn der Patient hämodynamisch stabil wird und später in eine hämodynamische Instabilität abdriftet, dann wird eine weitere Reanimation notwendig. Im schlimmsten Fall kehrt der hämodynamische Status des Patienten nach dem initialen Bolus nicht in den Normalbereich zurück – dann schwebt der Patient in kritischer Gefahr und eine sofortige weitere Reanimation mit Erythrozytenkonzentraten („packed red blood cells", PRBCs) und anderen Blutprodukten ist unerlässlich. Die frühzeitige Identifizierung des Patienten, der nicht auf den initialen Bolus anspricht, ist entscheidend für sein Überleben. Aus diesem Grund sollte der gesamte erste Liter intravenöse Flüssigkeit so schnell wie möglich infundiert werden – das Leben des Patienten hängt davon ab [5].

**Abb. 1.6 Patient mit instabiler Beckenverletzung im Intensivbereich am Tag nach der Verletzung. Was sehen Sie noch, das die Überlebenschance dieses Patienten beeinflussen wird?**

Zusätzlich zu dem Beckenbinder hat der Patient eine Thoraxdrainage, die auf einen Hämatothorax und/oder Pneumothorax hinweist. Dieser wird typischerweise durch Rippenfrakturen verursacht, die durch eine erhebliche Krafteinwirkung auf die Brustwand entstehen, was in der Regel eine Lungenkontusion verursacht und die endotracheale Intubation und mechanische Beatmung erklärt. Er hat auch einen sterilen Verschluss/Verband, der seinen offenen Bauch bedeckt, welcher nach einer Notfall-Laparotomie aufgrund der postischämischen Schwellung der Bauchorgane, die einen erhöhten intraabdominalen Druck und eine beeinträchtigte Organperfusion verursachen würde (abdominales Kompartmentsyndrom), nicht geschlossen werden konnte. Ein Halskragen ist angelegt, da eine Verletzung der Halswirbelsäule noch nicht ausgeschlossen wurde. Die hohe Anzahl assoziierter Verletzungen, wie sie bei diesem Polytraumapatienten mit instabilem Becken vorliegen, ist nicht ungewöhnlich. Die Konstellation dieser Verletzungen trägt bei solchen Patienten zur hohen Sterblichkeitsrate bei.

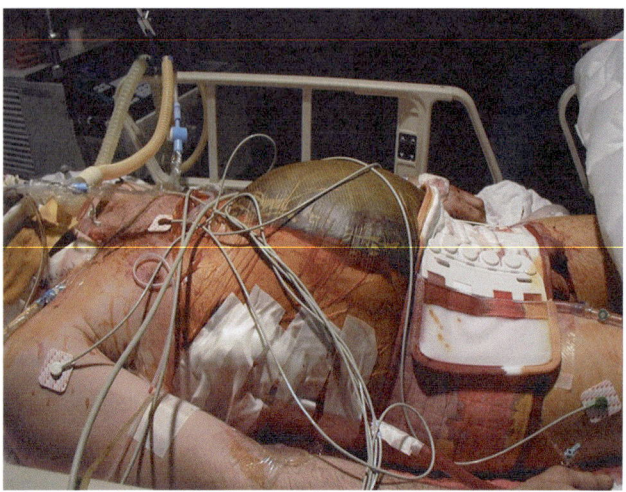

**Abb. 1.6** Foto eines Traumapatienten mit instabiler Beckenfraktur in einer Beckenimmobilisierungsvorrichtung am Tag nach der Verletzung. Beachte: Der Patient hat anscheinend mehrere andere Verletzungen, was bei Patienten mit Beckenfrakturen nicht ungewöhnlich ist und zur hohen Sterblichkeitsrate beiträgt

**Abb. 1.7 Instabile Beckenverletzung sowie** Verschluss der A. iliaca communis. **Die Arterie wurde repariert und die Durchblutung des Beines wiederhergestellt. Wie lange wird dieser Patient ein Risiko für eine signifikante Blutung haben?**

Das Risiko einer Blutung besteht zum Zeitpunkt der Verletzung sowie während der Reanimation und bleibt so lange hoch, bis die instabile Verletzung operativ stabilisiert ist. Dieser spezielle Patient blieb 5 Tage nach der Verletzung kritisch instabil und starb am 6. Tag während der offenen Reposition des Beckens durch Verbluten. Das Risiko einer signifikanten Blutung kann viele Tage andauern, und Patienten sind am Unfallort, in der Notaufnahme, auf der Intensivstation und im Operationssaal einem Verblutungsrisiko ausgesetzt.

**Abb. 1.8 Röntgenbild eines Patienten mit einer instabilen, komplexen Beckenfraktur mit Symphysenlockerung. Was sind die Vorteile einer Operation für diesen Patienten?**

# 1 Instabile Beckenfraktur

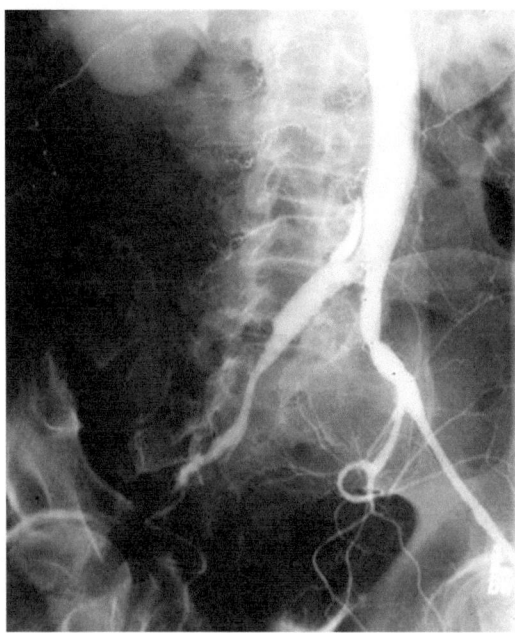

**Abb. 1.7** Anteroposteriore (a.-p.) Röntgenaufnahme der Lumbosakralwirbelsäule. Deutlich instabile rechte Iliakalfraktur und thrombosierte äußere und innere Iliakalarterien. Dieser Patient verblutete letztendlich aufgrund der Beckenfraktur

Eine Operation zur Stabilisierung des mechanisch instabilen Beckens kontrolliert die Bewegung des Beckens und verringert somit das Risiko einer anhaltenden Blutung, verringert die Schmerzen, die der Patient bei Bewegung hat, was eine Umpositionierung zur Verbesserung der Lungen- und Hautpflege ermöglicht, und stellt die Ausrichtung des Beckens für eine ordnungsgemäße Heilung wieder her, was mit verbesserten langfristigen funktionellen Ergebnissen verbunden ist.

**Wie beeinflusst die Form des Beckens seine Mechanik und chirurgische Überlegungen?**

Das Becken ist ein knöchern-ligamentöser Ring, der aus dem Kreuzbein und den beiden Hüftbeinen besteht, die vorne durch

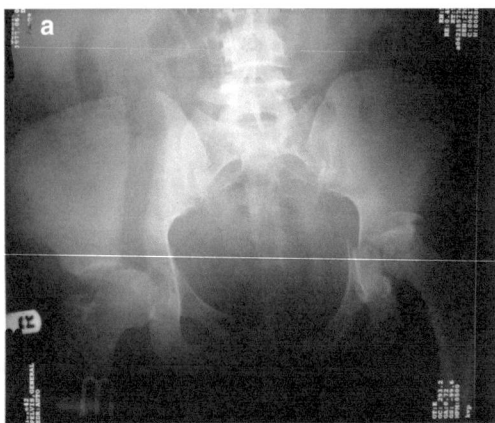

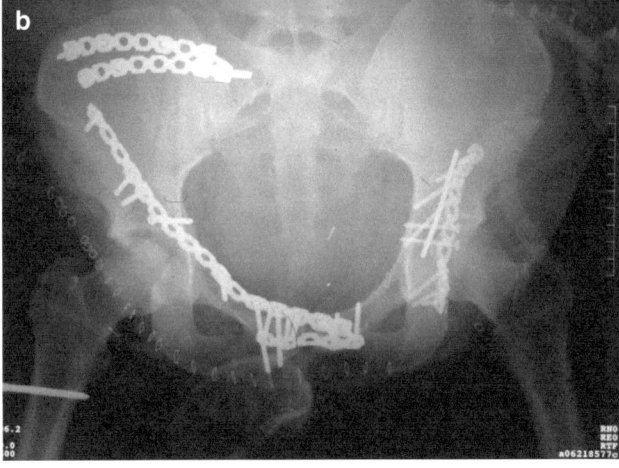

**Abb. 1.8** (**a**) Anteroposteriore (a.-p.) Röntgenaufnahme des Beckens. Hochinstabile bilaterale Beckenverletzung. Eine Operation ist indiziert, um das Becken zu stabilisieren und eine anhaltende Blutung zu verringern, das Befinden des Patienten zu verbessern und die Ausrichtung des Beckens wiederherzustellen. (**b**) Die a.-p.-Röntgenaufnahme des Beckens, die postoperativ aufgenommen wurde, zeigt das Ausmaß des Stabilisierungsverfahrens, das für diese Beckenverletzung erforderlich war

# 1 Instabile Beckenfraktur

die Symphyse und hinten an jeder Seite des Kreuzbeins durch den sakroiliakalen Ligamentkomplex miteinander verbunden sind. Wenn die Bänder gerissen sind oder der Knochen gebrochen und verschoben ist, sollte der verschobene Bereich neu ausgerichtet („reduziert") und mit Platten und Schrauben fixiert werden (oder in einigen Fällen durch ein externes Fixationssystem, obwohl dieses heutzutage seltener verwendet wird). Die Platten und Schrauben sind nicht stark genug, um dem Patienten das Stehen oder Gehen auf der Seite der Verletzung zu ermöglichen, so dass er mit eingeschränkter Gewichtsbelastung auf einem oder beiden unteren Extremitäten für 2–3 Monate mobilisiert wird, bis die Fraktur geheilt ist (Abb. 1.9). Sobald die

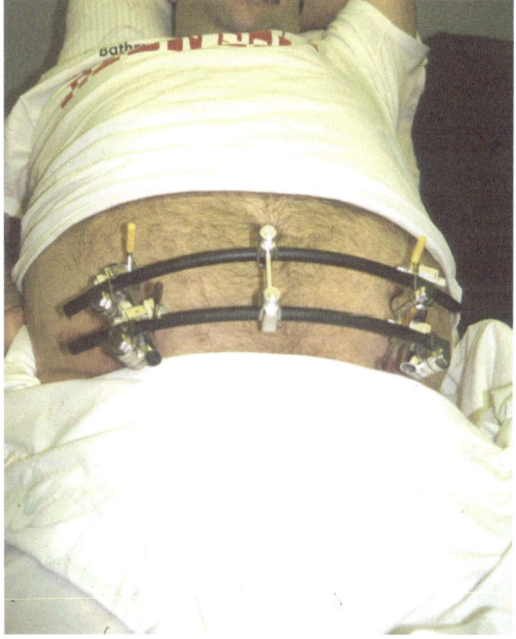

**Abb. 1.9** Klinisches Foto zeigt externen Fixateur bei einem Patienten, der nicht belastet wurde, bis die Fraktur nach 3 Monaten geheilt war

Verletzung geheilt ist, kann es weitere 2 Monate dauern, bis der Patient genug Kraft, Sicherheit und Kontrolle hat, um ohne jegliche Assistenzgeräte zu gehen (Abb. 1.10).

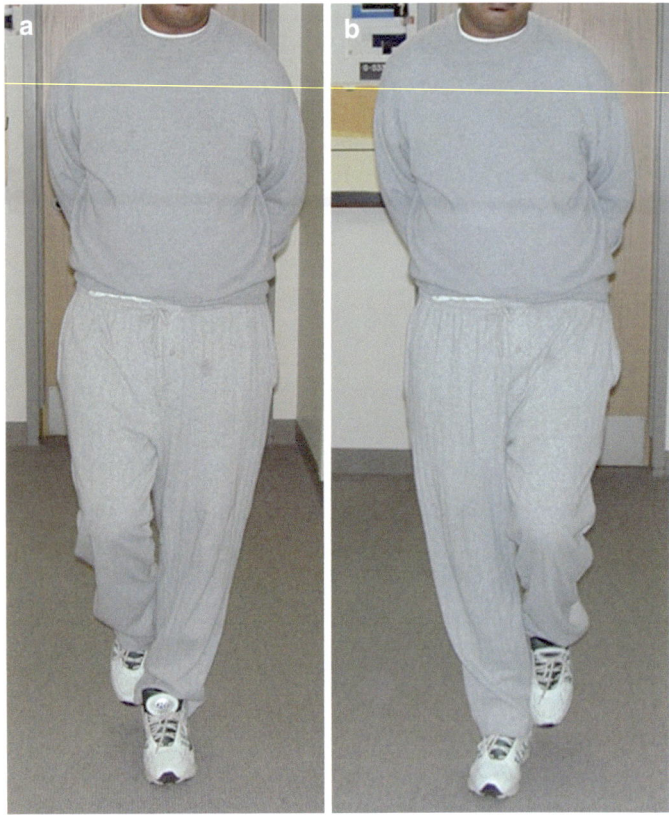

**Abb. 1.10** Klinische Bilder des Patienten 5 Monate nach der Operation mit voller Belastung auf jedem Bein einzeln (**a**, **b**). Er durfte zunächst 3 Monate lang nicht belasten, bis die Fraktur geheilt war, und es dauerte weitere 2 Monate, bevor er das volle Gewicht im Einbeinstand halten konnte, was für das Gehen ohne Hilfe notwendig ist

## Literatur

1. American College of Surgeons Committee on Trauma. Advanced trauma life support: student course manual. 10th ed. Chicago: American College of Surgeons; 2018.
2. Tile M. Pelvic ring fractures: should they be fixed? J Bone Joint Surg Br. 1988;70(1):1–12. https://doi.org/10.1302/0301-620X.70B1.3276697.
3. Langford JR, Burgess AR, Liporace FA, Haidukewych GJ. Pelvic fractures: part 1. Evaluation, classification, and resuscitation. J Am Acad Orthop Surg. 2013;21(8):448–57. https://doi.org/10.5435/JAAOS-21-08-448.
4. Young JW, Burgess AR, Brumback RJ, Poka A. Pelvic fractures: value of plain radiography in early assessment and management. Radiology. 1986;160(2):445–51. https://doi.org/10.1148/radiology.160.2.3726125.
5. Hak DJ, Smith WR, Suzuki T. Management of hemorrhage in life-threatening pelvic fracture. J Am Acad Orthop Surg. 2009;17(7):447–57. https://doi.org/10.5435/00124635-200907000-00005.

# Traumatische Amputation 2

**Ein Mann wird von einem Zug überfahren und erleidet beidseitige Amputationen (Abb. 2.1). Was wäre die wahrscheinlichste Todesursache bei dieser Verletzung?**

Traumatische Amputation ist mit massiven Blutungen und Tod durch Verbluten verbunden [1, 2]. Andere potenzielle Probleme sind Infektionen durch die offene Wunde und Funktionsverlust aufgrund des Verlusts des amputierten Gliedes [3].

**Was kann getan werden, um die Blutung zu kontrollieren?**

Es ist entscheidend, dass die Blutung frühzeitig und effektiv kontrolliert wird, um die Überlebenschancen zu maximieren. In vielen Fällen kann durch direkten Druck auf die Wunde oder Kompression der Hauptarterie proximal zu einer Wunde (proximaler arterieller Druck) die Blutung kontrolliert werden. Durch das Anlegen und Aufblasen/Spannen eines Tourniquets an den amputierten Gliedmaßen kann eine effektive Kontrolle der Blutung erreicht werden, und nach Sicherung in der gespannten Position ist es nicht notwendig, dass eine Person weiterhin Druck ausübt.

Die schnelle Anwendung von Tourniquets kann lebensrettend sein, insbesondere bei verheerenden Verletzungen durch Sprengstoffe, Hochenergie-Schusswunden und Fällen von mehrfachen Extremitätenwunden.

Tourniquets wirken, indem sie eine straffe zirkuläre Kraft um die Extremität ausüben, um die Gefäße zu quetschen und zu komprimieren. Leider kann das Tourniquet, wenn es über einen

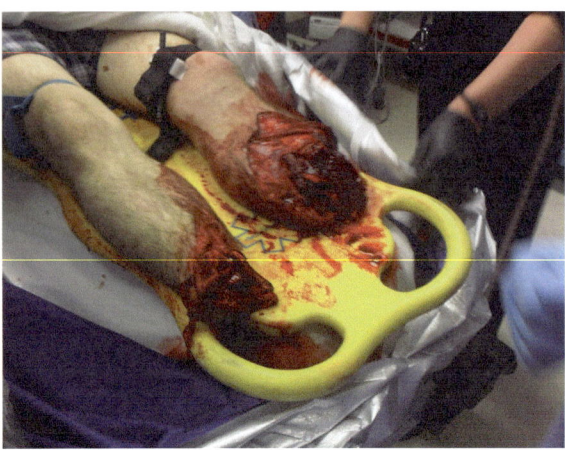

**Abb. 2.1** Klinisches Foto zeigt eine traumatische Unterschenkelamputation, die ein hohes Risiko für starke Blutungen birgt und eine Art von Druck zur Blutungskontrolle erfordert. Bei diesem Patienten wurde ein Tourniquet am Oberschenkel angelegt

längeren Zeitraum in Position bleibt, eine Nekrose aller Gewebe distal zur Ebene des Tourniquets verursachen. Ausgedehnte Nekrosen von Haut und Weichteilen, die durch den langfristigen Gebrauch eines Tourniquets verursacht werden, können eine höhere Amputationsstufe erfordern und folglich einen Funktionsverlust zur Folge haben. Daher sollten Tourniquets nicht länger als notwendig verwendet werden. Je früher das Tourniquet sicher entfernt werden kann, desto besser sind die Chancen für eine optimale Funktion des verbleibenden (amputierten) Gliedes [4].

Gelegentlich kann ein amputierter Körperteil nach der Amputation erfolgreich wieder angenäht (replantiert) werden.

**Was sollte getan werden, um den amputierten Körperteil zu konservieren und so die größtmögliche Chance auf eine erfolgreiche Replantation zu gewährleisten?**

Der amputierte Körperteil sollte schnell von groben Schmutz gereinigt, vor dem Austrocknen geschützt werden, indem er in eine angefeuchtete Gaze oder ein sauberes Handtuch gewickelt wird. Dann sollte er in eine durchsichtige Plastiktüte zur einfachen Identifikation gelegt werden. Um die Lebensfähigkeit des Gewebes zu erhalten, sollte der Körperteil so weit wie möglich gekühlt werden, indem er in einer durchsichtigen Plastiktüte auf zerstoßenem Eis oder in Eiswasser gelegt wird. Es sollte so schnell wie möglich zum medizinischen Zentrum transportiert werden, wenn möglich zusammen mit dem Patienten.

**Die oben beschriebene Unterarmamputation wurde in der Hoffnung auf eine Replantation zur Wiederherstellung der Funktion zusammen mit dem Patienten ins Krankenhaus gebracht (Abb. 2.2). Welche Faktoren machen es unwahrscheinlich, dass dieser amputierte Arm erfolgreich replantiert wird?**

Dieses Glied hat mehrere unregelmäßige Wunden mit Anzeichen von Quetschungen. Zusätzlich zur Unterarmamputation sind zwei der Finger amputiert. Es gibt eine starke Kontamination. Mehrere Nerven und Gefäße sind durchtrennt. Die Sehnen sind traumatisiert. Saubere Amputationen auf einer einzigen

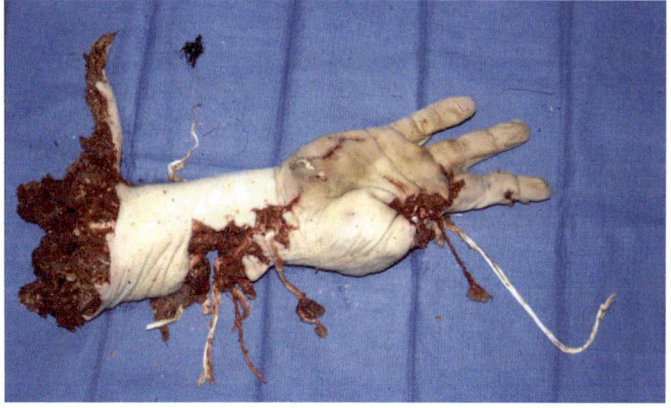

**Abb. 2.2** Klinisches Foto einer Unterarmamputation bei einem 58-jährigen Mann, der bei einem Sägewerksunfall erlitten wurde. Die Verletzung tritt in zwei Bereichen des Unterarms auf (segmental), es liegt ein Gewebeverlust vor, der Muskel ist gequetscht, Daumen und Zeigefinger fehlen, die Sehnen sind gerissen und alle neurovaskulären Strukturen sind mindestens in einem Bereich durchtrennt. Bei versuchter Replantation ist hier ein gutes Ergebnis eher unwahrscheinlich

Ebene haben eine größere Wahrscheinlichkeit, erfolgreich replantiert zu werden. Je distaler die Amputation in der Extremität erfolgt, desto größer ist die Chance auf eine erfolgreiche Replantation [5].

**Was sind die besten Indikationen für die Replantation eines amputierten Körperteils?**

Bei Kindern ist im Vergleich zu Erwachsenen die Wahrscheinlichkeit höher, dass replantierte Körperteile erfolgreich heilen, Nerven und Gefäße sich regenerieren und nach der Replantation eine nützliche Funktion erreicht wird. Daher ist es wünschenswert, fast jeden amputierten Körperteil bei Kindern zu replantieren. Ältere Patienten mit medizinischen Begleiterkrankungen wie Diabetes und Gefäßerkrankungen haben eine geringere Wahrscheinlichkeit für eine erfolgreiche Replantationsoperation und meist eine kürzere Lebensspanne, in der sie einen Nutzen erfahren können, so dass eine Replantation eher keine geeignete Behandlungsoption ist.

Der wichtigste der fünf Finger ist der Daumen, da er funktioniert, um den anderen Fingern entgegenzuwirken, wenn ein Objekt gegriffen wird. Selbst wenn der Daumen minimale Bewegung und Empfindung hat, erfüllt er eine wichtige Funktion, daher sollte fast jede Daumenamputation wieder angepflanzt werden. Eine Amputation eines der anderen Finger kann toleriert werden, da die meisten Menschen gut mit drei Fingern und einem Daumen funktionieren können. Die Amputation mehrerer Finger ist jedoch ein guter Grund für die Wiederanpflanzung eines oder mehrerer Finger.

**Was sollte zum Zeitpunkt der Operation geschehen, wenn gegen die Replantation eines Körperteils entschieden wird (Abb. 2.3),?**

Die Operation nach der Amputation wird durchgeführt, um devitalisiertes Gewebe zu entfernen, kontaminiertes Gewebe zu spülen, die durchtrennten Blutgefäße zu ligieren, die Nerven zurückzuziehen, damit sie nicht in Narben eingeklemmt werden, und ein schmerzhaftes Neurom bilden, den Knochen auf eine geeignete Länge für Heilung und Funktion zu verkürzen und

## 2 Traumatische Amputation

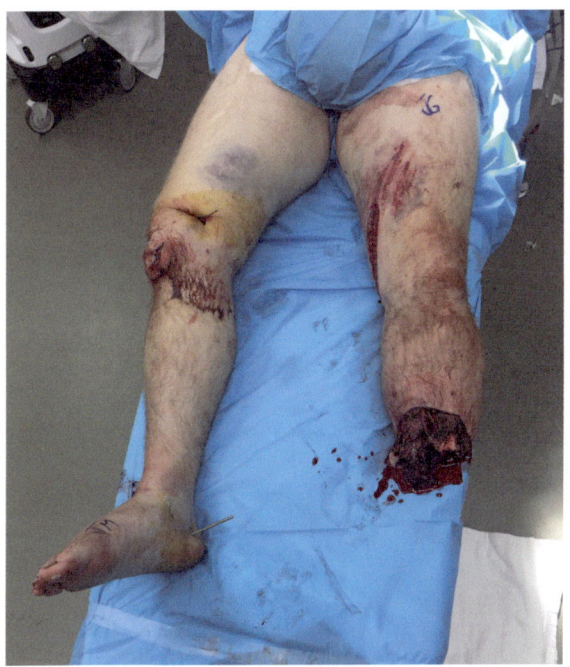

**Abb. 2.3** Intraoperatives Bild einer traumatischen Amputation, die ein Débridement von devitalisiertem Knochen und Wundverschluss erfordert. Manchmal ist es notwendig, den Knochen zu verkürzen, um einen Gewebeverschluss zu ermöglichen

den Knochen mit Weichgewebe und Haut zu bedecken, um eine haltbare empfindliche Oberfläche für Gewichtsbelastung und das Tragen einer Prothese zu schaffen (Abb. 2.4). Die Fäden sollten noch 4–6 Wochen nach der Amputation belassen werden, um eine adäquate Heilung des Gewebes vor der Anpassung einer Prothese zu gewährleisten.

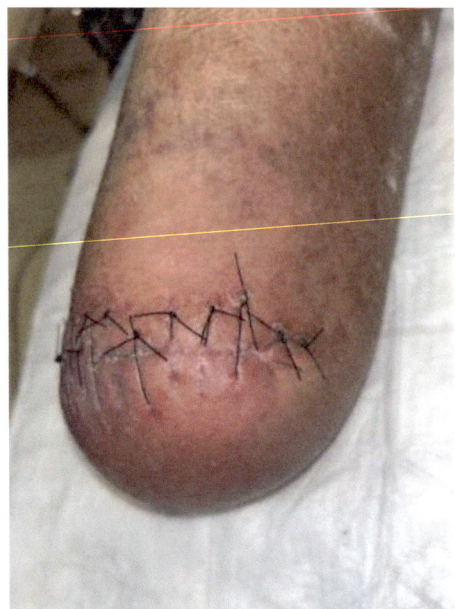

**Abb. 2.4** Klinisches Bild des verbleibenden Gliedes 6 Wochen nach Unterschenkelamputation. Die Haut ist jetzt ausreichend geheilt, um die Entfernung der Fäden zu ermöglichen

## Literatur

1. DellaVope J, Simms E, Heaney JB, Guice J, McSwain N Jr, Meade P, Duchesne JC. Impact of inverse ratios on patients with exsanguinating vascular injuries: should more be the new paradigm? J Trauma Acute Care Surg. 2013;74(2):403–9. https://doi.org/10.1097/TA.0b013e31827e210b.
2. Passos E, Dingley B, Smith A, Engels PT, Ball CG, Faidi S, Nathens A, Tien H, Canadian Trauma Trials Collaborative. Tourniquet use for peripheral vascular injuries in the civilian setting. Injury. 2014;45(3):573–7. https://doi.org/10.1016/j.injury.2013.11.031. Epub 2013 Dec 4.
3. Harris AM, Althausen PL, Kellam J, Bosse MJ, Castillo R, Lower Extremity Assessment Project (LEAP) Study Group. Complications following limb-threatening lower extremity trauma. J Orthop Trauma. 2009;23(1):1–6. https://doi.org/10.1097/BOT.0b013e31818e43dd.

4. Aucar JA, Hirshberg A. Damage control for vascular injuries. Surg Clin North Am. 1997;77(4):853–62. https://doi.org/10.1016/s0039-6109(05)70589-2.
5. Boulas HJ. Amputations of the fingers and hand: indications for replantation. J Am Acad Orthop Surg. 1998;6(2):100–5. https://doi.org/10.5435/00124635-199803000-00004.

# Femurschaftfrakturen

**3**

Ein 24-jähriger Mann ist in einen ATV-Unfall verwickelt und erleidet einen isolierten Femurbruch. Die anfängliche Röntgenaufnahme des Brustkorbs zeigt keine Rippenbrüche, Prellungen, Pneumothorax oder Hämatothorax. Sein initiales Femurröntgenbild ist dargestellt (Abb. 3.1). Was sind die mechanischen Eigenschaften des Femur und wie wird dies die Beurteilung und Behandlung des Patienten beeinflussen?

Das Femur ist der längste und stärkste Knochen im menschlichen Körper. Er ist röhrenförmig, was ihm ermöglicht, erhebliche Rotationskräfte, Biegungen in jede Richtung und axiale Belastungen auszuhalten. Er ist umgeben von einigen der stärksten Muskeln im Körper (M. quadriceps femoris anterior, posteriore Hamstring-Muskeln), die über reichliche Blutversorgung verfügen. Der zentrale intramedulläre Kanal enthält Mark, die Nährstoffarterie des Femurs und spongiösen Knochen. Der dichte kortikale Knochen an der äußeren Peripherie und das umgebende Periost besitzen ebenfalls Blutgefäße, die nach einem Bruch erheblich bluten können.

Daher erfordert es eine ungemeine Kraft, um das Femur zu brechen, und diese führt oft zu Begleitverletzungen, welche möglicherweise nicht sofort erkennbar sind. Darüber hinaus können der stark vaskularisierte Femur und das umgebende Gewebe stark bluten und Hypotonie, Schock und Tod zur Folge haben.

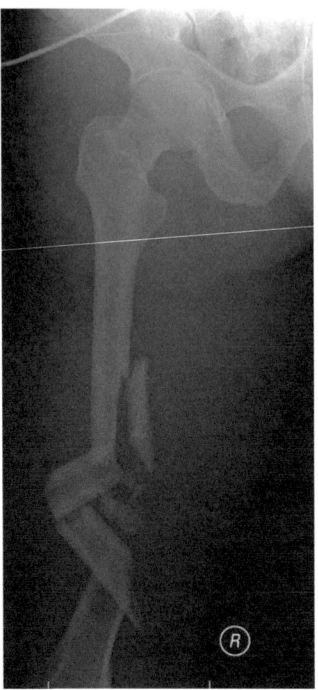

**Abb. 3.1** Die a.-p.-Röntgenaufnahme des Femurschafts zeigt mehrere Knochenfragmente (Komminution). Dieses Röntgenbild zeigt auch einen minimal verschobenen Bruch an der Basis des Femurhalses. Das Femur ist der längste und stärkste Knochen im Körper, und seine röhrenförmige Form ermöglicht es ihm, erhebliche Kräfte auszuhalten. Nur ein signifikantes traumatisches Ereignis vermag eine solche Fraktur im Femur erzeugen, und es sind wahrscheinlich assoziierte Verletzungen an anderen Körperteilen vorhanden, die eine gründliche Beurteilung und erneute Untersuchung des Patienten erforderlich machen. Bei diesem Patienten besteht auch die Gefahr für eine signifikante Blutung (2–3 Einheiten) durch die Femurfraktur

Patienten mit Femurschaftfrakturen sollten gemäß den von ATLS [1] festgelegten Protokollen als Traumapatienten bewertet werden, und ihre Reanimation sollte ebenfalls den ATLS-Richtlinien folgen.

## Wie hoch ist das Mortalitätsrisiko bei Patienten mit Femurschaftfrakturen?

Das Mortalitätsrisiko von Patienten mit Femurschaftfrakturen hängt von vielen Faktoren ab, wobei die wichtigsten die Begleitverletzungen sind. Ein isolierter Femurbruch hat ein relativ geringes Mortalitätsrisiko, aber Patienten mit bilateralen Femurschaftfrakturen haben ein Mortalitätsrisiko von etwa 25 %, was größtenteils auf die assoziierten Verletzungen (z. B. Gehirn, Lunge, Brustwand, Bauchorgane, Becken) bei diesen Patienten zurückzuführen ist [1, 2]. Bemerkenswert ist, dass das 25 %ige Mortalitätsrisiko bei bilateralen Femurfrakturen (jeder davon hat das Potenzial von 2–3 Einheiten Blutverlust) dem eines instabilen Patienten mit instabiler Beckenfraktur entspricht, der einen potenziellen Blutverlust von 4–6 Einheiten Blut hat. Der Injury Severity Score (ISS) ist ein System, das zur Bewertung von Verletzungen in mehreren Organsystemen verwendet wird und einen Score berechnet, der unter Berücksichtigung des Alters des Patienten zur Vorhersage des Mortalitätsrisikos verwendet werden kann [1].

## Was sollte akut unternommen werden, um einem Patienten mit Femurfraktur zu helfen?

Zunächst erfolgt die Primäruntersuchung gemäß den ATLS-Richtlinien, um sicherzustellen, dass die Atemwege frei und die Atmung stabil ist. Dann wird der Patient auf offensichtliche Blutungen kontrolliert. Die Femurfraktur ist in der Regel bei der Sekundäruntersuchung aufgrund der erheblichen Deformität, Schwellung und Beschwerden erkennbar (Abb. 3.2). Als Nächstes sollte die Femurschaftfraktur reduziert (neu ausgerichtet) und in dieser Position gehalten werden. Bei den meisten Langknochenbrüchen außer dem Femur kann die Extremität durch Ausrichtung des Bruchs und Immobilisierung des Knochens und des Gelenks proximal und distal dazu, oft mit irgendeiner Art von Schiene, in einer reduzierten Position gehalten werden. Aber beim Femur ist dies anders, weil die großen und starken Quadrizeps- und Oberschenkelmuskeln in der Region des Bruchs als Reaktion auf die Verletzung kontrahieren und das Aufrechterhalten der richtigen Ausrichtung und Position verhindern. Daher wird die frühe Behandlung der Femurschaftfraktur am besten

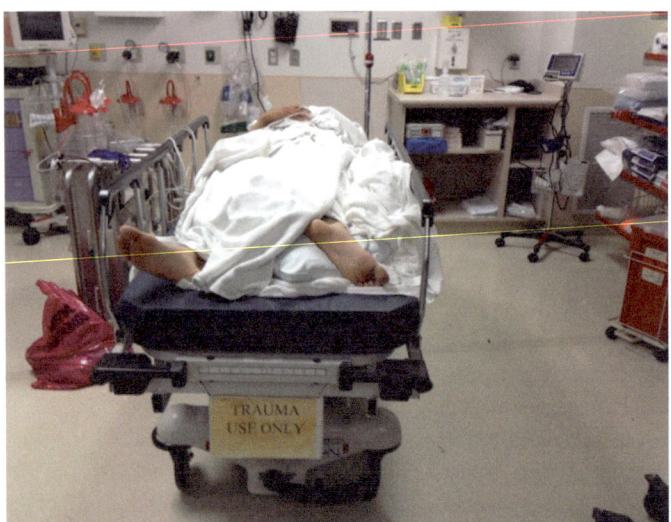

**Abb. 3.2** Klinisches Bild eines Patienten mit Femurfraktur. Erhebliche Rotationsverschiebung und Verkürzung des linken Femur, was deutlich zeigt, dass eine größere Verletzung an der Extremität vorliegt

durch Zug, in der Regel zunächst mit einer Hare-Zugschiene (Abb. 3.3a) und gelegentlich durch skeletalen Zug über einen Draht oder Stift, welcher distal zur Fraktur durch das Femur oder Schienbein gelegt wird, erreicht (Abb. 3.3b).

**Welche Vorteile hat die Zugbehandlung in der Frühbehandlung des Femurschaftbruchs?**

Durch die Zugbehandlung werden mehrere wichtige Ziele erreicht: Sie verringert das Volumen des Oberschenkelkompartiments und reduziert damit die Möglichkeit für Blutungen; sie stabilisiert das Femur, so dass weniger Bewegungsspielraum besteht, wodurch die Blutung und das Risiko einer Verletzung von Muskeln, Haut und neurovaskulären Strukturen durch die Bewegung der scharfen Knochenfragmente verringert wird; der Patient fühlt sich damit wohler; in einigen Fällen verbessert sie die distale Zirkulation, indem sie geknickte oder deformierte Blutgefäße geraderichtet und die adäquate Durchblutung der distalen

# 3 Femurschaftfrakturen

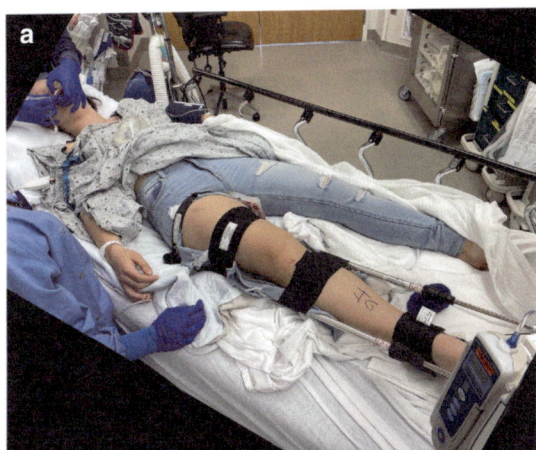

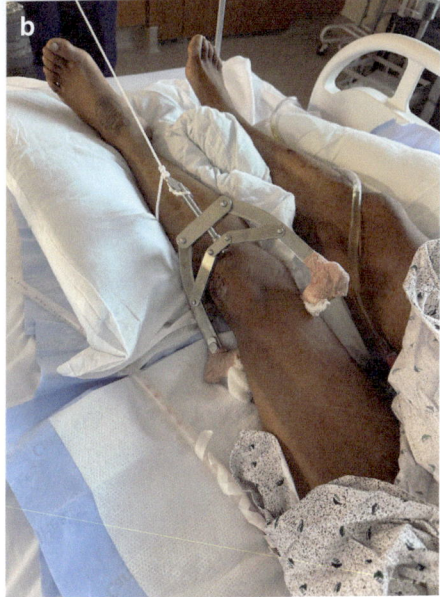

**Abb. 3.3** (**a**) Hare-Zugschiene, die von Rettungssanitätern am Unfallort eines Autounfalls angelegt wurde, bei dem der Patient offensichtlich eine Femurschaftfraktur erlitten hat. Der Zug verbessert den Komfort, verringert den Blutverlust, verhindert weitere Gewebeverletzungen und erleichtert die korrekte Reduktion des Bruchs zum Zeitpunkt der Operation. (**b**) In das distale Femur eines Patienten eingesetzter Traktionsstift ermöglicht die präoperative Anwendung von Zug auf die Extremität

Extremität wiederherstellt; und sie erleichtert die spätere Operation, indem sie eine Kontraktion der Gewebe verhindert, wodurch es einfacher wird, die richtige Länge des Femur intraoperativ zu erreichen.

Abb. 3.4a, b Femur und initiales Röntgenbild des Brustkorbs eines 18-jährigen Patienten, der bei einem Motocross-Unfall eine isolierte Femurfraktur erlitt. Kopf-, Hals-, Brust- und Abdomen-/Becken-CT-Scans waren negativ. Er wurde in Skeletttraktion gelegt und erhielt Schmerzmittel. Die operative Stabilisierung seiner Femurschaftfraktur wurde aus verschiedenen Gründen an jedem der folgenden 3 Tage verschoben. Am 4. Tag zeigte er Verwirrung im präoperativen Setting.

**Was ist die wahrscheinliche Ursache für die Verwirrung des Patienten?**

Es gibt mehrere mögliche Ursachen für Verwirrung, aber die wahrscheinlichste zu diesem Zeitpunkt bei einem gesunden jungen Patienten mit unstabilisierten Langknochenfrakturen ist Hypoxie durch das Fettemboliesyndrom. Dies ist eine komplexe Störung, die in vielerlei Hinsicht mit dem Adult Respiratory Distress Syndrome übereinstimmt, aber häufiger bei Patienten mit Langknochenfrakturen ohne Lungenverletzung auftritt. Die Bewegung an der unstabilisierten Fraktur setzt Fett in den venösen Kreislauf frei, das die Lungengefäße verstopfen und die Perfusion der Lunge verändern kann. Zusätzlich werden entzündliche Mediatoren freigesetzt, welche die Permeabilität der Lunge verändern und die Sauerstoffversorgung verringern. Bei jungen gesunden Patienten ist ein frühes Symptom von Hypoxie eine Veränderung des mentalen Status oder Verwirrung. Neben der Überprüfung der Sauerstoffsättigung des Patienten muss eine Untersuchung auf eine verzögerte Präsentation einer intrakraniellen Verletzung durchgeführt werden.

Andere Anzeichen und Symptome, die mit dem Fettemboliesyndrom übereinstimmen, sind Tachypnoe/Kurzatmigkeit, Tachykardie und petechiale Blutungen.

Abb. 3.4c Röntgenbild des Brustkorbs, das am 4. Tag aufgenommen wurde. Es zeigt diffuse bilaterale Infiltrate, ähnlich den radiographischen Befunden bei ARDS. Der Patient wurde mit

# 3 Femurschaftfrakturen

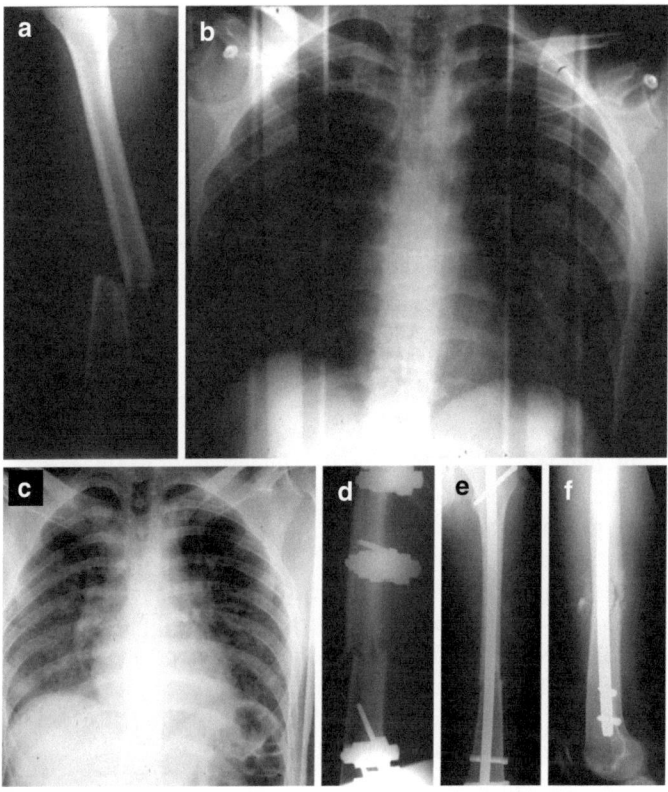

**Abb. 3.4** (**a**) Das a.-p.-Röntgenbild des Femur eines 17-jährigen Mannes zeigt eine schräge Fraktur durch den Femurschaft. (**b**) Das a.-p.-Röntgenbild des Brustkorbs zeigt keine Anzeichen einer Lungen- oder Brustwandverletzung. (**c**) Das a.-p.-Röntgenbild des Brustkorbs 4 Tage später zeigt diffuse bilaterale Infiltrate, die mit dem Fettemboliesyndrom übereinstimmen. (**d**) Das a.-p.-Röntgenbild des Femur zeigt eine externe Fixation, die auf der Intensivstation angebracht wurde, und eine verbesserte Ausrichtung des Knochens. (**e**) Das a.-p.- und das (**f**) laterale Röntgenbild des Femur nach Durchführung der intramedullären Nagelung zeigen eine korrekte Ausrichtung und stabile Fixation der Fraktur

dem Hubschrauber in das regionale Traumazentrum transportiert.

**Wie sollte ein Fettemboliesyndroms behandelt werden?**
Ein Patient, der eine Fettembolie erleidet, benötigt Sauerstoff und oft Atemunterstützung. Häufig sind Intubation und mechanische Beatmung erforderlich. Darüber hinaus wird eine verbesserte Stabilisierung des Femur die Freisetzung von Mediatoren und Fettembolien verringern. Das Dilemma besteht darin, dass die Operation zur Durchführung der intramedullären Nagelung der Fraktur die Freisetzung von Fett und Mediatoren aus dem Femur während des Aufbohrens und der Einführung des Nagels erhöhen wird, und der Patient ist möglicherweise nicht stabil genug, um den Transport in den Operationssaal und die Operation sicher zu tolerieren.

In diesem Fall wurde auf der Intensivstation ein externer Fixateur am Femur angebracht (Abb. 3.4d). Dies bot eine verbesserte Frakturstabilität ohne die zusätzlichen Risiken des Aufbohrens und der intramedullären Nagelung [3]. Drei Tage später ging es dem Patienten deutlich besser, seine Atmung war stabil und er wies keine Zeichen der Verwirrung mehr auf. Die intramedulläre Nagelung der Fraktur wurde im Operationssaal ohne Zwischenfälle durchgeführt (Abb. 3.4e, f). Er erholte sich vollständig und ging 3 Monate später planmäßig auf die Bühne, um sein Abiturzeugnis in Empfang zu nehmen.

Die beste Behandlung für das Fettemboliesyndrom und ARDS ist Prävention [4]. Die frühzeitige Stabilisierung von Langknochenfrakturen ist zum Standard für Patienten geworden, die stabil genug sind, um eine Operation zu tolerieren [5]. Im Allgemeinen sollten Femurschaftfrakturen innerhalb von 24 h chirurgisch stabilisiert werden. Wenn der Patient zu instabil ist, um eine größere Operation zu tolerieren, kann ein Eingriff zur „Schadenskontrolle" (Damage Control) mit externer Fixation durchgeführt werden, welcher die Atemkomplikationen bei diesen Patienten verringern kann.

## Literatur

1. American College of Surgeons Committee on Trauma. Advanced trauma life support: student course manual. 10th ed. Chicago: American College of Surgeons; 2018.
2. Willett K, Al-Khateeb H, Kotnis R, Bouamra O, Lecky F. Risk of mortality: the relationship with associated injuries and fracture treatment methods in patients with unilateral or bilateral femoral shaft fractures. J Trauma. 2010;69(2):405–10. https://doi.org/10.1097/TA.0b013e3181e6138a.
3. Rothberg DL, Makarewich CA. Fat embolism and fat embolism syndrome. J Am Acad Orthop Surg. 2019;27(8):e346–55. https://doi.org/10.5435/JAAOS-D-17-00571.
4. Nowotarski PJ, Turen CH, Brumback RJ, Scarboro JM. Conversion of external fixation to intramedullary nailing for fractures of the shaft of the femur in multiply injured patients. J Bone Joint Surg Am. 2000;82(6):781–8.
5. Ricci WM, Gallagher B, Haidukewych GJ. Intramedullary nailing of femoral shaft fractures: current concepts. J Am Acad Orthop Surg. 2009;17(5):296–305. https://doi.org/10.5435/00124635-200905000-00004.

# Offene Frakturen

**4**

**Ein 24-jähriger Mann erleidet eine schwere Verletzung an seinem linken Bein, als er von einem Kohlewagen getroffen wird. Klinische Bilder zeigen eine 15 cm lange kontaminierte offene Wunde (Abb. 4.1), und die Röntgenbilder zeigen einen Trümmerbruch des Tibiaschafts. Welche Komplikationen können bei dieser Verletzung auftreten?**

Dieser Patient hat eine schwere offene Tibiafraktur. Mehrere Komplikationen können aus diesen Verletzungen resultieren. Die erste und vielleicht kritischste ist eine signifikante Blutung. Während bei geschlossenen Tibiafrakturen erwartungsgemäß 1–2 Einheiten (500–1000 ml) Blut verloren gehen können, kann eine offene Fraktur viel stärker bluten [1]. Eine Schätzung der Blutmenge, die am Unfallort verloren wurde, seitens der Ersthelfer ist hilfreich bei der Triage und den frühen Reanimationsmaßnahmen.

Darüber hinaus sind offene Frakturen wahrscheinlicher mit Gefäßverletzungen, neurologischen Verletzungen und Kompartmentsyndromen assoziiert als geschlossene Frakturen. Eine frühe und wiederholte Beurteilung von Herzfrequenz, Perfusion, neurologischer und motorischer Funktion sowie Kompartmentspannung/-druck ist unerlässlich, um diese ggf. lebensbedrohlichen Verletzungen richtig zu diagnostizieren und zu behandeln.

Das Vorhandensein der offenen Wunde erhöht auch die Wahrscheinlichkeit einer Infektion im Weichgewebe und Knochen (Osteomyelitis) [2] (Abb. 4.2). Darüber hinaus erhöht die

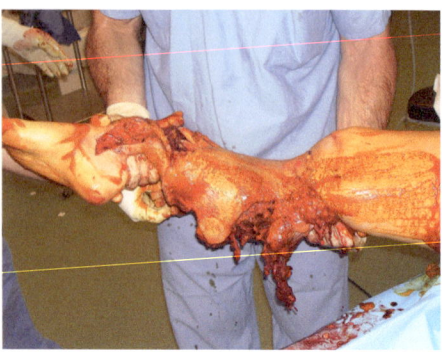

**Abb. 4.1** Klinisches Bild eines Fußgängers, der eine schwere offene Tibiafraktur erlitt, als er von einem Fahrzeug angefahren wurde. Die offene Wunde und die Kontamination des Gewebes erhöhen das Risiko des Patienten für einen signifikanten Blutverlust sowie für eine Infektion und eine Nichtvereinigung der Fraktur

**Abb. 4.2** Das klinische Bild zeigt eine offene infizierte Wunde, die bis zum Knochen (dunkler Bereich in der Mitte der Wunde) reicht, bei einem Patienten, der 6 Monate zuvor eine offene Tibiafraktur hatte. Die Fraktur ist noch nicht verheilt

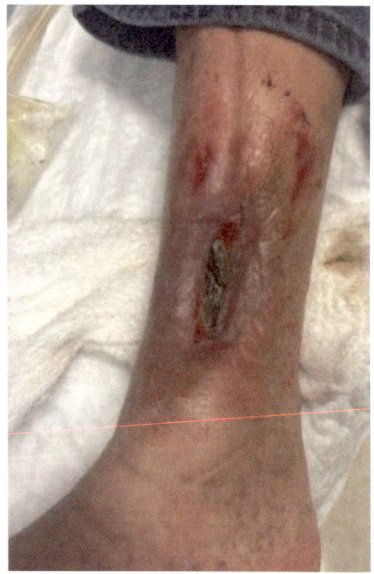

# 4 Offene Frakturen

extensive Schädigung des Gewebes um den Knochen, in Kombination mit der Kontamination und dem höheren Infektionsrisiko bei offenen Frakturen, die Wahrscheinlichkeit eines Nichtzusammenwachsens der Fraktur.

**Was kann getan werden, um das Infektionsrisiko bei offenen Frakturen zu minimieren?**

Der wichtigste Schritt, der unternommen werden kann, um das Infektionsrisiko zu minimieren, ist die frühzeitige Verabreichung von prophylaktischen intravenösen (i.v.) Antibiotika. Der Standard ist, i.v.-Antibiotika innerhalb von 1 h nach Ankunft in der Notaufnahme zu verabreichen; besser noch wäre, diese während des Transports zu verabreichen, ohne die Ankunft des Patienten zu verzögern. In der Regel wird ein Cephalosporin der ersten Generation (z. B. Cephalexin) verabreicht, um grampositive Organismen abzudecken, größere Wunden sollten jedoch auch prophylaktisch gegen gramnegative Bakterien behandelt werden, zum Beispiel mit Gentamicin oder Ciprofloxacin. Bei Verletzungen auf dem Bauernhof und solchen mit potenzieller fäkaler Kontamination sollte auch eine prophylaktische Abdeckung gegen anaerobe Bakterien erfolgen, beispielsweise mit Penicillin oder Clindamycin.

Die Fraktur sollte durch sanfte Traktion gerichtet/wieder ausgerichtet und in einer reduzierten Position geschient werden. Die Wunde sollte mit einer sterilen Gaze oder einem antibiotischen Verband bedeckt werden. Fotos der Wunde vor dem Auftragen des Verbands können in der Patientenakte gespeichert werden, um eine einfache Überprüfung durch andere Behandelnde zu ermöglichen. Der Patient sollte so schnell wie möglich für die Operation vorbereitet werden.

Es besteht die allgemeine Überzeugung, dass die Infektionsrate umso niedriger ist, je früher die Wunde der offenen Fraktur chirurgisch débridiert und gespült wird. Der Patient muss jedoch gründlich auf andere signifikante Verletzungen untersucht werden und stabil genug sein, um eine Operation und Anästhesie zu tolerieren, bevor er in den Operationssaal für die Versorgung der offenen Fraktur gebracht wird [1].

**Warum ist eine Knocheninfektion ein so ernstes Problem?**
Eine Knocheninfektion (Osteomyelitis) ist ein ernstes Problem, da es schwierig ist, die Bakterien, welche die Infektion verursachen, zu beseitigen, und diese können in einem Bereich von schlecht vaskularisiertem Knochen (Sequester) oder auf chirurgischen Implantaten monate- oder jahrelang ruhen, bevor sie aktiv werden und eine Infektion verursachen (Abb. 4.3). Daher erfordert die Behandlung von infiziertem Knochen die Entfernung von devitalisiertem Knochen und Weichgewebe, die Entfernung von chirurgischen Implantaten (wenn möglich) und eine langfristige (>6 Wochen) intravenöse Antibiotikatherapie. Die langfristige Behandlung von Knocheninfektionen ist weniger erfolgreich als kurzfristige Antibiotika bei der Behandlung von Weichteilinfektionen. Außerdem verringert eine Infektion des Knochens die Heilungschance, was erhebliche funktionelle Folgen für den Patienten haben kann. Wichtig: Es ist besser, eine Knocheninfektion zu verhindern, als eine Infektion zu behandeln.

**Was ist der Zweck der Operation bei offenen Frakturen?**
Bei offenen Frakturen wird eine Operation durchgeführt, um devitalisiertes Gewebe zu entfernen, da dieses, wenn es an Ort und Stelle belassen wird, zum Nidus wird, von wo aus sich eine Infektion ausbreiten kann [2]. Nach der Entfernung wird die Wunde mit Kochsalzlösung oder Ringer-Laktat-Lösung gründlich gespült, um jeglichen mikroskopischen Schmutz und Bakterien von der ursprünglichen Kontamination zu verdünnen. Anschließend wird der Bruch ausgerichtet (reduziert) und mittels interner oder externer Fixation stabilisiert. Basierend auf dem ursprünglichen Aussehen der Wunde, dem Erscheinungsbild der Wunde einige Tage nach der Erstbehandlung und dem allgemeinen klinischen Urteil kann der behandelnde Orthopäde entscheiden, die Spülung und Entfernung 2 bis 3 Tage später zu wiederholen, um das Infektionsrisiko zu senken. Dies kann öfter wiederholt werden bei schweren Wunden, die nicht gut zu heilen scheinen, bevor die Wunde geschlossen wird [3].

4 Offene Frakturen

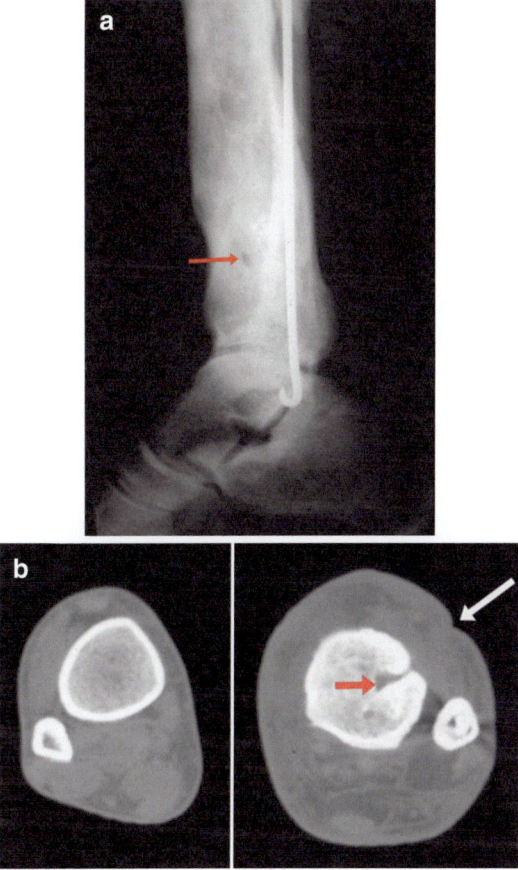

**Abb. 4.3** (**a**) Die seitliche Röntgenaufnahme des Beins zeigt einen radioluzenten Bereich im Knochen umgeben von radiodichtem Knochen (roter Pfeil). (**b**) Die axiale CT-Aufnahme zeigt einen radioluzenten Bereich (roter Pfeil), der fast vollständig von dichtem reaktivem Knochen umgeben ist und mit den subkutanen Gewebeabflüssen zur Haut kommuniziert (weißer Pfeil). Der Bereich in der Mitte enthält avaskuläre nekrotische Trümmer und Infektionen, die nicht durch die Immunabwehr des Patienten und Antibiotika beseitigt werden können. Chirurgische Entfernung und langfristige (≥6 Wochen) Antibiotikagabe sind erforderlich, um diese Infektion zu behandeln; die Erfolgschancen sind bei Knocheninfektionen geringer als bei Weichteilinfektionen

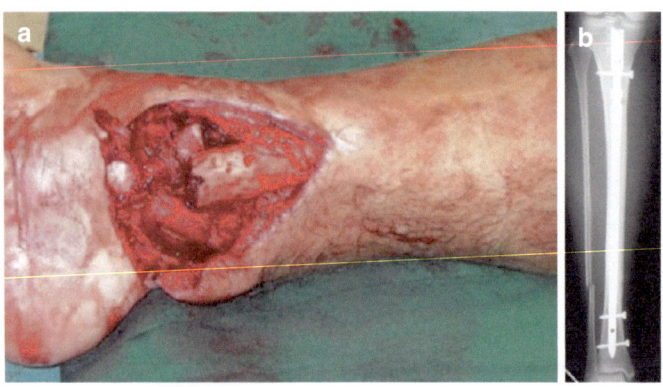

**Abb. 4.4** (**a**) Klinisches Foto eines Patienten mit einer verschobenen offenen distalen Tibiaschaftfraktur. (**b**) Postoperative a.-p.-Röntgenaufnahme der Tibia zeigt eine gute Ausrichtung des Knochens mit einem intramedullären Stab

**Die Platzierung eines Fremdkörpers wie einer Platte oder eines intramedullären Stabes in einer Wunde könnte das Infektionsrisiko erhöhen (Abb. 4.4). Warum wird bei offenen Frakturen eine Frakturfixation mit Platte oder intramedullärem Stab durchgeführt?**

Viele große Studien wurden durchgeführt, um die Infektionsrate von offenen Frakturen, die mittels interner Fixation stabilisiert wurden, mit denen zu vergleichen, die nicht operativ stabilisiert wurden, und es gibt deutliche Hinweise darauf, dass eine frühe interne Fixation von offenen Frakturen zu einer scheinbar *paradoxen* niedrigeren Infektionsrate führt. Die beste Erklärung für diesen scheinbar kontraintuitiven Befund ist, dass die Vorteile, die durch die Stabilisierung des Knochens erzielt werden, einschließlich einer stabilen Umgebung für die Gewebeheilung, Minimierung von Blutungen und Schwellungen und verbesserte Immunantwort, die Nachteile der Platzierung eines Fremdkörpers in der Wunde überwiegen, so dass die Infektionsrate nach interner Fixation von offenen Frakturen niedriger ist.

# 4 Offene Frakturen

Gelegentlich kommt es nach offenen Frakturen zu Gewebeverlust, der behandelt wird, indem Haut von einem anderen Körperteil entnommen und über den Gewebedefekt transplantiert wird. Abb. 4.5 zeigt einen Patienten, der eine offene Fraktur des distalen Radius hatte, bei dem die Hautränder nicht geschlossen werden konnten. Können Sie erklären, warum er kein guter Kandidat für eine Hauttransplantation über die Wunde wäre?

Hauttransplantationen heilen am besten über gesundem Muskel- oder subkutanem Gewebe/Fett. Dieses Bild zeigt freiliegende Nerven, Sehnen, Knochen, Gefäße und metallische Fixationsvorrichtungen, die keine geeigneten Oberflächen für die Platzierung von Hauttransplantaten sind. Aus diesem Grund wird diese Wunde am besten behandelt, indem Muskel- und/oder subkutanes Gewebe von einem anderen Körperteil über diese Oberflächen verlagert und Haut auf das transponierte Gewebe

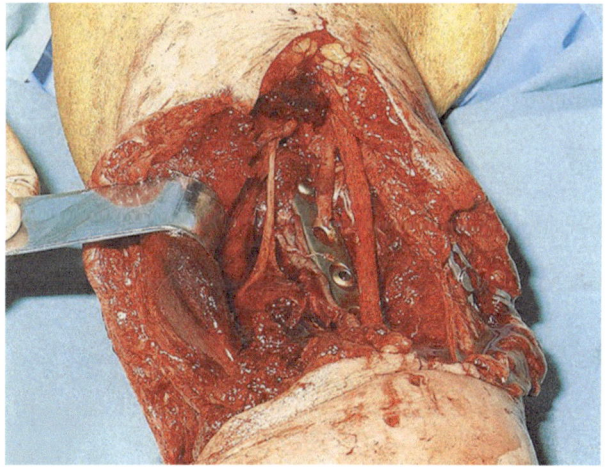

**Abb. 4.5** Intraoperatives Bild eines Patienten mit einer schweren volaren Unterarmverletzung, die einen Weichteilverlust mit unzureichendem Gewebe aufweist, um den freiliegenden Knochen, Nerv, Sehne, Arterie und Metallplatte zu bedecken. Dies allein würde schon ein Verfahren rechtfertigen, um gesundes Gewebe von einem anderen Körperteil („Lappen") zu übertragen, um diese Strukturen vor der Hauttransplantation zu bedecken

transplantiert wird. Wenn der Muskel und das subkutane Gewebe in diesen Bereich verlagert werden können, ohne seine Blutversorgung zu stören, wird dieses Verfahren als Rotationslappen bezeichnet. Muss Muskelgewebe aus einem entfernten Bereich entnommen werden, erfordert die Gewebelebensfähigkeit eine Anastomose (Verbindung) seiner Blutgefäße mit den Gefäßen in diesem Bereich; dieses Verfahren wird als freier Muskeltransferlappen [4] („freier Lappen") bezeichnet.

**Was ist zu tun, wenn ein Patient mit multiplen Verletzungen nicht stabil genug für eine langwierige Operation ist?**

Viele Patienten sind nicht stabil genug, um die komplexen Frakturen und Wunden rechtzeitig operativ zu versorgen. Wenn der Patient eine kurze Operationszeit tolerieren kann, dann kann ein begrenztes Débridement und eventuell eine vorläufige Stabilisierung der Frakturen mittels externer Fixation durchgeführt werden. Dieses Konzept, auch als Damage Control bezeichnet, wird bei vielen Arten von Traumata angewendet. Es folgt dem Prinzip, dass eine begrenzte, vorläufige Intervention, die das Komplikationsrisiko durch Bereitstellung einer gewissen Frakturstabilität ohne signifikante Beeinträchtigung der allgemeinen Gesundheit des Patienten reduziert, im besten Interesse des Patienten ist. Sobald der Patient stabiler wird, kann eine weitere Operation durchgeführt werden, um eine endgültige Stabilisierung der Fraktur zu erreichen.

## Literatur

1. American College of Surgeons Committee on Trauma. Advanced trauma life support: student course manual. 10th ed. Chicago: American College of Surgeons; 2018.
2. Goldman AH, Tetsworth K. AAOS clinical practice guideline summary: prevention of surgical site infection after major extremity trauma. J Am Acad Orthop Surg. 2023;31(1):e1–8. https://doi.org/10.5435/JAAOS-D-22-00792. Epub 2022 Nov 3.
3. Weitz-Marshall AD, Bosse MJ. Timing of closure of open fractures. J Am Acad Orthop Surg. 2002;10(6):379–84. https://doi.org/10.5435/00124635-200211000-00001.

4. DeBaun MR, Goodnough LH, Hidden KA, Nork SE, Kleweno CP, Hebert-Davies J. Type III open tibia fractures treated with single-stage immediate medullary nailing and attempted primary closure yield low rates of flap coverage. J Am Acad Orthop Surg. 2023;31(5):252–7. https://doi.org/10.5435/JAAOS-D-22-00469. Epub 2022 Dec 9.

# Frakturen mit Gefäßverletzungen

# 5

**Ein 56-jähriger betrunkener Mann fällt eine Treppe hinunter und klagt über starke Schmerzen knapp oberhalb des linken Knies. Bei der ATLS-Untersuchung werden keine weiteren Verletzungen festgestellt. Wie sollte das Bein untersucht werden?**

Die Extremität des Patienten muss gründlich untersucht werden. Nachdem der Patient vollständig entkleidet wurde, wird die Haut visuell auf Prellungen, Schwellungen und Farbe untersucht. Jeder Bereich, der Anzeichen einer Verletzung aufweist, sollte durch eine Röntgenaufnahme abgeklärt werden. Wenn die Haut grau, dunkel oder „düster" erscheint, deutet dies auf eine beeinträchtigte Durchblutung hin [1]. Der Patient sollte dann aufgefordert werden, die Extremität zu bewegen, beginnend mit dem Anheben des Beines vom Bett, dem Beugen und Strecken des Knies, soweit dies möglich ist, und dem Bewegen des Knöchels und der Zehen in Beugung und Streckung/Dorsalflexion. Oft haben Patienten mit schweren Verletzungen zu starke Schmerzen, um die Extremität zu bewegen, und wenn sie die Bewegung lieber vermeiden möchten, muss dies respektiert werden. Dennoch sollte die Empfindung auf leichten Druck in allen Dermatomen und das Vorhandensein von zumindest einiger Kontraktion/Motorfunktion des Quadrizepsmuskels, des M. tibialis anterior, des M. gastrocnemius/soleus und der Zehenbeuger und -strecker bestätigt werden.

Als Nächstes sollte eine Palpation der Pulse der A. femoralis in der Leiste, der A. poplitea am hinteren Knie, der A. dorsalis pedis am dorsalen Fuß und der hinteren A. tibialis direkt hinter dem medialen Malleolus durchgeführt werden. Gelegentlich kann die A. peronea am anterolateralen Aspekt des distalen Beines getastet werden. Wenn die Pulse dieser Arterien nicht tastbar sind (was aufgrund von übermäßigem Weichgewebe oder Hypotonie der Fall sein könnte), sollten sie mit einem Dopplerinstrument untersucht werden. Die Kapillarfüllzeit in der Haut sollte weniger als 3 s betragen, jede Verzögerung deutet auf eine beeinträchtigte Durchblutung hin.

Patienten mit signifikanter Weichteilschwellung aufgrund des Traumas oder aufgrund der Reperfusion nach Ischämie können einen erhöhten Druck in einem der Muskelkompartimente des Oberschenkels oder des Beines entwickeln. Ein erhöhter Kompartimentdruck kann auch durch Blutungen innerhalb eines Kompartiments entstehen. Dies ist besonders besorgniserregend, da viele Patienten therapeutische Antikoagulanzien einnehmen und ein höheres Risiko für signifikante Blutungen haben, selbst bei relativ geringen Weichteilverletzungen. Ein Kompartmentsyndrom sollte so schnell wie möglich diagnostiziert werden, damit eine chirurgische Dekompression des Kompartiments durchgeführt werden kann, um die Muskelviabilität und Nervenfunktion zu erhalten. Die klinischen Befunde, die auf ein Kompartmentsyndrom hindeuten würden, sind Schmerzen, straffe Kompartimente bei der körperlichen Untersuchung, Unbehagen bei passiver Dehnung der Muskeln im Kompartiment und verminderte Fähigkeit zur Nutzung/Kontraktion der Muskeln im Kompartiment. Es ist wichtig zu betonen, dass ein Kompartmentsyndrom auch bei offenen Frakturen auftreten kann und dass die Pulse der Arterien, die durch das Kompartiment verlaufen, oft normal sind, trotz des Kompartmentsyndroms. Ein Kompartmentsyndrom kann früh nach der Verletzung auftreten, oder es kann sich langsam entwickeln und erst nach 1 oder 2 Tagen in Erscheinung treten, daher ist eine wiederholte Untersuchung der Extremität notwendig. Wenn es Zweifel gibt, ob ein Kompartmentsyndrom vorliegt oder nicht, sollte der Patient in ein Traumazentrum verlegt werden, wo bei Bedarf Fasziotomien durchgeführt und Messungen des Kompartmentdrucks vorgenommen werden können, um die klinische Situation zu klären.

Wenn der Patient schwache Pulse hat und eine Fraktur vorliegt, sollte die Fraktur ausgerichtet/reduziert werden, um den Druck auf die Weichteile zu verringern, weil dies gelegentlich den Fluss durch eine Arterie wiederherstellen kann, die durch die Deformität im Bein verdreht oder geknickt wurde. Wenn dies der Fall ist, sollte die Fraktur dringend reduziert und im Operationssaal stabilisiert werden, um die Ausrichtung der Extremität und die Durchblutung des Gefäßes aufrechtzuerhalten.

**Was ist der nächste Schritt, wenn der Patient einen verminderten arteriellen Fluss hat und die Durchblutung sich nicht durch Reduktion der Extremität verbessert?**

Der nächste Schritt wäre, ein Arteriogramm oder ein CT-Angiogramm anzufertigen, um den Ort der arteriellen Verletzung festzustellen und einen Bypasseingriff oder die Entfernung des Thrombus zur Wiederherstellung der Durchblutung der Extremität zu planen [2]. Das gefäßchirurgische Team sollte so früh wie möglich über eine mögliche arterielle Verletzung informiert werden. Die Arterien der gesamten Extremität sollten angiographisch betrachtet werden, um sicherzustellen, dass es nicht zwei verschiedene Ebenen der Verletzung gibt, da in diesem Fall beide Verletzungen behandelt werden müssten.

Wenn der Verdacht auf eine Gefäßverletzung besteht und kein Gefäßchirurg im medizinischen Zentrum verfügbar ist, sollte der Patient so schnell wie möglich in ein Traumazentrum gebracht werden, sobald er medizinisch stabil genug ist, um den Transport zu tolerieren [1].

**Röntgenaufnahmen dieses Patienten zeigen eine proximale Tibiafraktur, und das Arteriogramm zeigt eine arterielle Okklusion auf der gleichen Ebene. Was sollte zuerst behandelt werden, die arterielle Verletzung oder die Fraktur?**

Es ist wichtig, die arterielle Verletzung so schnell wie möglich zu beheben, um eine Nekrose zu verhindern und die Funktion der Extremität zu erhalten. Im Allgemeinen kann eine Extremität 4–6 h eine warme Ischämie tolerieren, bevor irreversible Veränderungen im Gewebe auftreten, so dass nur begrenzt Zeit zur Verfügung steht, um eine Entscheidung zu treffen und eine Operation durchzuführen [1].

Kann der Knochen jedoch schnell stabilisiert werden, erleichtert das dem Gefäßchirurgen die Reparatur, so hat das Femur die richtige Länge und ist stabil, was die Operation erleichtert. Darüber hinaus besteht, wenn die arterielle Reparatur zuerst durchgeführt wird, die Chance, dass die Reparatur durch die Manipulation des Femur während des knöchernen Eingriffs traumatisiert wird. Daher ist die Frage, welcher Eingriff zuerst durchgeführt werden sollte, in der Regel eine Entscheidung, die vom Gefäßchirurgen zu treffen ist. Wenn genügend Zeit vorhanden ist, um zuerst eine zügige Stabilisierung des Knochens durchzuführen, sei es durch interne Stabilisierung oder externe Fixation, dann sollte dies zuerst erfolgen (Abb. 5.1). Wenn die Zeit jedoch begrenzt ist und eine irreversible Ischämie droht, dann sollte die Entscheidung getroffen werden, zuerst die Gefäßreparatur durchzuführen, in dem Wissen, dass dann eine Revision der Reparatur nach der knöchernen Stabilisierung notwendig werden könnte.

# 5 Frakturen mit Gefäßverletzungen

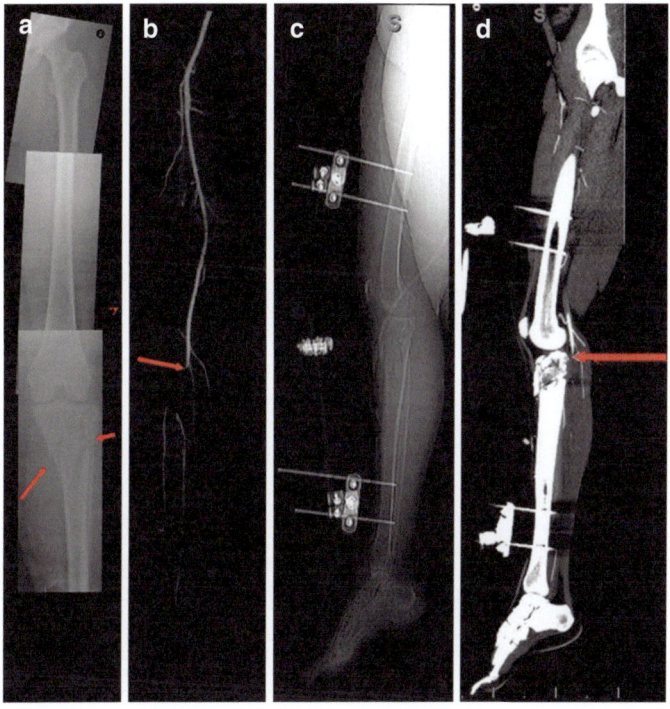

**Abb. 5.1** (**a**) Zusammengesetzte a.-p.-Röntgenaufnahmen der unteren Extremität zeigen eine schräge Fraktur der proximalen Tibia (rote Pfeile). (**b**) CT-Rekonstruktion des Arteriogramms: Unterbrechung des arteriellen Flusses in der Nähe der Verzweigung der oberflächlichen A. femoralis zum Truncus tibiofibularis und zur A. tibialis anterior (roter Pfeil). (**c**) Laterale Röntgenaufnahme: Fraktur in guter Ausrichtung mit externer Fixation. (**d**) Arteriogramm nach externer Fixation: Ort der Gefäßokklusion an der proximalen Tibiafraktur (roter Pfeil), was darauf hinweist, dass Frakturen mit neurovaskulären Verletzungen in Verbindung gebracht werden können, die durch die Kraft des ursprünglichen Traumas verursacht wurden

## Literatur

1. Halvorson JJ, Anz A, Langfitt M, Deonanan JK, Scott A, Teasdall RD, Carroll EA. Vascular injury associated with extremity trauma: initial diagnosis and management. J Am Acad Orthop Surg. 2011;19(8):495–504. https://doi.org/10.5435/00124635-201108000-00005.
2. American College of Surgeons Committee on Trauma. Advanced trauma life support: student course manual. 10th ed. Chicago: American College of Surgeons; 2018.

# Pädiatrische suprakondyläre Humerusfrakturen

# 6

Ein 8-jähriges Mädchen fällt von einer Schaukel auf ihre ausgestreckte Hand und hat sofortige Schmerzen und eine Verformung des Arms. Sie wird ins Krankenhaus gebracht, wo festgestellt wird, dass die Haut gut durchblutet ist. Röntgenaufnahmen werden gemacht (Abb. 6.1). Was ist der Mechanismus, der diese Verletzung verursacht, und warum ist diese Verletzung bei Kindern häufig, aber nicht bei Erwachsenen?

Diese Fraktur wird durch eine Hyperextension des Ellbogens verursacht, die auftritt, wenn das Kind den Arm ausstreckt, um einen Sturz abzufangen. Kinder sind aktiver als Erwachsene, sie haben Ellbogen, die mehr hyperextendieren als die von Erwachsenen, und die Ellbogenkapsel ist vergleichsweise stärker. Daher erleiden Kinder in der Regel eine Fraktur, wenn sie fallen und der Ellbogen gewaltsam hyperextendiert wird, was dazu führt, dass der Processus olecrani mit der Fossa olecrani des Humerus kollidiert und diese verbiegt, was den Knochen bricht. Bei Erwachsenen ist die Ellbogengelenkkapsel vergleichsweise schwächer als der Knochen, so dass eine Hyperextension eher zu einem Kapselriss und einer hinteren Ellbogenluxation führt.

**Die Eltern des Kindes teilen Ihnen mit, dass sie ein hervorragendes Ergebnis ohne chirurgischen Eingriff erzielen möchten. Was ist eine mögliche Komplikation der nichtoperativen Behandlung dieser Verletzung?**

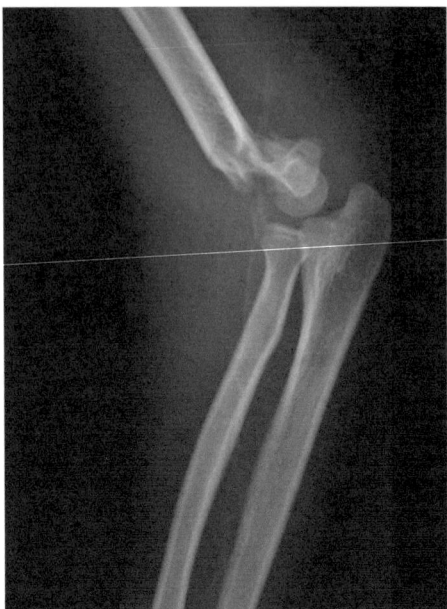

**Abb. 6.1** Anteroposteriore Röntgenaufnahme der oberen Extremität eines 8-jährigen Kindes, das von einem Schaukelgestell gefallen ist und diese stark verschobene suprakondyläre Humerusfraktur erlitten hat

Der Ellbogen ist ein „unerbittliches" Gelenk, und Frakturen im Ellbogenbereich, die mit Deformität heilen, führen mit hoher Wahrscheinlichkeit zu funktionellen oder kosmetischen Beeinträchtigungen. Die Herausforderung bei dieser Fraktur besteht darin, dass sie instabil ist und wahrscheinlich nach der Repositionierung weiterhin disloziert, auch wenn sie immobilisiert ist. Die stabilste Position, um die Fraktur langfristig zu reduzieren, ist die Hyperflexion des Ellbogens. Das Problem bei dieser Positionierung ist, dass bei dem akut verletzten Ellbogen die Schwellung wahrscheinlich für ein paar Tage zunehmen wird, was in Kombination mit der Hyperflexion des Ellbogens (welche die Durchblutung des Gewebes sowie den venösen Rückfluss aus dem Unterarm verringert) zu einem Kompartmentsyndrom der Unterarmmuskulatur führen kann. Ein nicht diagnostiziertes oder unbehandeltes Kompartmentsyndrom führt zu einer ischämischen Volkmann-Kontraktur des Unterarms und einem vollständigen oder erheblichen Verlust der Handfunktion (Abb. 6.2). In den meisten Fällen kann eine verschobene pädiatrische suprakondyläre Humerusfraktur im Operationssaal mit geschlossenen Methoden reduziert und dann in dieser Position mit zwei oder mehr perkutan platzierten Drähten gehalten werden (Abb. 6.3). Die Reposition der Fraktur ist nun stabiler und wird durch die Drähte so gut gehalten, dass der Ellbogen in einer neutralen Position (90° Flexion) positioniert werden kann, welche die distale Durchblutung und den venösen Abfluss optimiert, wodurch das Risiko eines Kompartmentsyndroms und einer ischämischen Volkmann-Kontraktur verringert wird.

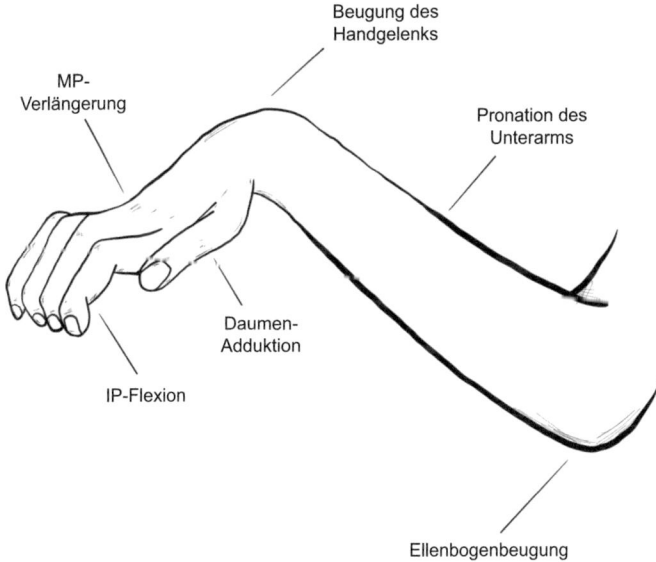

**Abb. 6.2** Die Zeichnung veranschaulicht das verheerende langfristige Ergebnis eines Unterarm-Kompartmentsyndroms, das häufiger auftritt, wenn pädiatrische suprakondyläre Humerusfrakturen mit geschlossener Reposition und Immobilisation in Flexion behandelt werden. (Zeichnung mit freundlicher Genehmigung von Louis C. Okafor, MD)

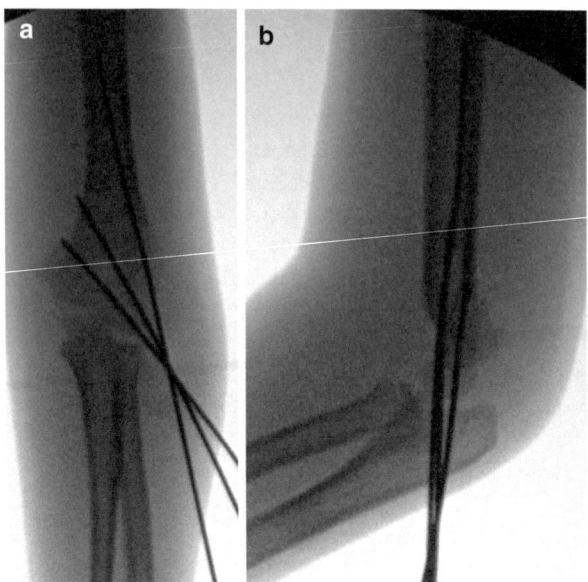

**Abb. 6.3** Intraoperative a.-p. (**a**) und laterale (**b**) fluoroskopische Bilder einer verschobenen suprakondylären Humerusfraktur, die angemessen mit geschlossener Reposition und perkutaner Fixation behandelt wurde

**Was sind die frühen (präoperativen) Behandlungsschritte bei der Versorgung des Kindes mit einer verschobenen suprakondylären Humerusfraktur?**

Die Extremität sollte sanft in eine gerade Position mit mäßig gebeugtem Ellbogen (ungefähr 45 Grad) ausgerichtet werden, um eventuell verdrehte oder geknickte Gefäße wieder auszurichten und den Druck auf das Weichgewebe zu reduzieren. Versuche, den Arm zu manipulieren, um die Reduktion der Fraktur zu verbessern, sollten jedoch nicht durchgeführt werden, da sie wahrscheinlich nicht zu einer stabilen Verbesserung der Frakturausrichtung führen und weiteres Trauma für das Weichgewebe verursachen würden.

Die Durchblutung der Haut sollte durch Beurteilung der Kapillarfüllung bewertet werden. Pulsschläge sollten durch Abtasten und mittels Doppler-Ultraschall untersucht werden, wenn sie schwach oder nicht tastbar sind. Eine neurologische Untersuchung der Extremität sollte durchgeführt werden. Jedes Anzeichen einer offenen Wunde oder Druck/Faltenbildung der Haut sollte notiert werden. Beeinträchtigte Durchblutung, veränderte neurologische Untersuchung und Hautkompromittierung erfordern eine dringende Intervention durch das orthopädische Team und in einigen Fällen das Gefäßteam.

**Wie schnell sollten verschobene pädiatrische suprakondyläre Humerusfrakturen operativ stabilisiert werden?**

Frakturen mit vaskulärer Beeinträchtigung, Nervenschädigung oder Druck/Faltenbildung der Haut sollten dringend reduziert und operativ stabilisiert werden. Frakturen ohne diese Notfallbedingungen können bis zu 24 h vor der Operation warten [1]. Da sich der neurovaskuläre Status des Körperteils ändern kann und eine oder mehrere dieser Indikationen für eine dringende Operation jederzeit nach der Verletzung auftreten können, ist es wichtig, jeden Patienten mit verschobener suprakondylärer Humerusfraktur so schnell wie möglich nach der Verletzung in die geeignete Behandlungseinrichtung zu verlegen und die körperliche Untersuchung fortzusetzen, um jede Veränderung so früh wie möglich zu erkennen.

**Was ist die am häufigsten auftretende Nervenverletzung in Verbindung mit dieser Fraktur?**

Jeder oder alle Nerven in der Nähe der Fraktur können bei einer verschobenen suprakondylären Humerusfraktur verletzt werden. Diese Nerven sind der N. radialis, der N. medianus und der N. ulnaris. Am häufigsten tritt eine Verletzung des M. medianus auf, wobei hier oft der Ramus interosseus anterior betroffen ist. Dieser Nervenast versorgt die radiale Hälfte des M. flexor digitorum profundus, den gesamten M. flexor pollicis longus und den M. pronator quadratus. Er versorgt auch die volare Oberfläche der Finger 2, 3 und 4 mit Sensibilität. Dies ist bedeutend, weil die Nervenverletzung möglicherweise nicht offensichtlich ist, es sei denn, man führt eine detaillierte Untersuchung der Flexion der Interphalangealgelenke des Daumens, der Langfinger sowie an der Handfläche durch. Glücklicherweise lösen sich die meisten dieser Nervenlähmungen ohne Behandlung auf, aber die frühzeitige Diagnose ist wesentlich, um sicherzustellen, dass eine Nervenverletzung, die postoperativ vorhanden ist, nicht durch eine Frakturreduktion verursacht wurde, bei der ein Nerv verletzt oder in der Frakturstelle eingeklemmt wurde.

Postoperativ wird die Extremität des Patienten in einer Schiene immobilisiert und später in einem Gipsverband, bis auf den Nachfolgeradiographien ein Brückenbein zu sehen ist (in der Regel 4–6 Wochen nach der Verletzung, und wie bei den meisten Frakturen bei Kindern gilt, je jünger das Kind, desto schneller die Heilung). Wenn die Fraktur geheilt ist, werden die Drähte entfernt und der Patient kann allmählich zu normalen Aktivitäten zurückkehren. Die Drahtentfernung wird in der Regel beim wachen Patienten in der Klinik durchgeführt. Kinder sind aktiv und die Verletzung heilt so rasch, dass in der großen Mehrheit der Fälle nach der Heilung der Fraktur keine Physiotherapie erforderlich ist (Abb. 6.4).

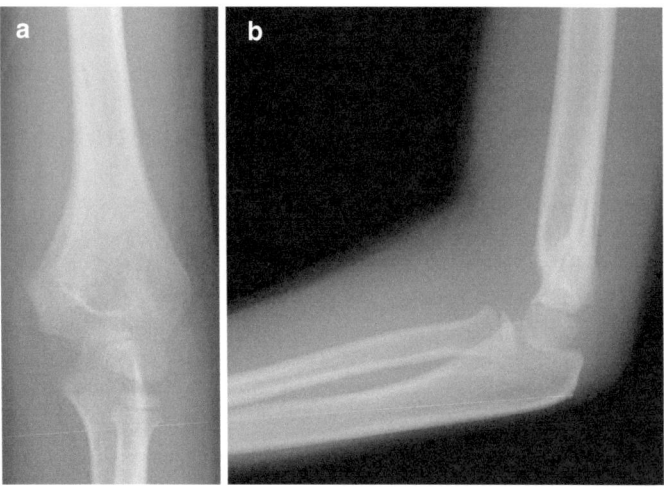

**Abb. 6.4** Anteroposteriore (**a**) und laterale (**b**) Röntgenaufnahmen, die 3 Monate postoperativ aufgenommen wurden, zeigen eine ausgezeichnete Heilung und Ausrichtung

# Literatur

1. Abzug JM, Herman MJ. Management of supracondylar humerus fractures in children: current concepts. J Am Acad Orthop Surg. 2012;20(2):69–77. https://doi.org/10.5435/JAAOS-20-02-069.

# Offene Beckenfrakturen 7

Ein 48-jähriger Mann wird von einem großen Gabelstapler überfahren und erleidet eine offene Beckenfraktur. Welches Mortalitätsrisiko besteht und was ist die typische Todesursache?

Offene Beckenfrakturen sind oft verheerende Verletzungen, die eine Mortalitätsrate von bis zu 50 % aufweisen [1]. Die Verletzungskraft verursacht eine progressive Deformität und Disruption des Beckens, eine weitere Verlagerung, bis alle Gewebe in der Nähe der Verletzung von tief bis oberflächlich rupturiert sind. Daher ist die Hautwunde gelegentlich nur die „Spitze des Eisbergs" und erscheint relativ harmlos, während der Schaden am darunter liegenden Knochen und den tiefen Weichteilen schwerwiegender ist (Abb. 7.1).

Der Mechanismus und der energetische Impakt von offenen Beckenfrakturen sind in der Regel gewaltiger als bei geschlossenen Frakturen, so dass es zu einer größeren Störung der Blutgefäße und folglich zu stärkeren Blutungen kommt. Zusätzlich neigen offene Beckenfrakturen – wie die meisten offenen Frakturen – dazu, mehr Blutverlust durch die offene Wunde zuzulassen, so dass die frühe Mortalitätsrate durch Blutungen bei offenen Beckenfrakturen signifikant höher ist [2].

Interessanterweise haben Patienten mit diesen Verletzungen eine bimodale Todesverteilung. Viele Patienten sterben in den ersten Minuten, Stunden oder Tagen an Blutungen, und dann gibt es einen zweiten Höhepunkt in der Mortalitätsrate 5–6 Tage

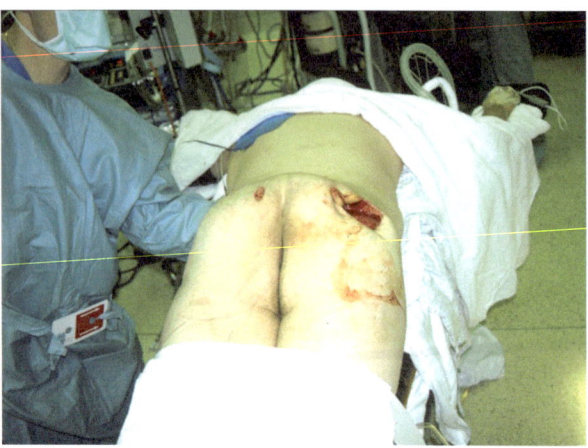

**Abb. 7.1** Klinisches Foto eines Patienten mit offener Beckenfraktur. Die sterile Hand des Arztes wird in die Wunde am linken lateralen Becken des Patienten gelegt, über das vollständig abgezogene hintere Becken, und die Finger können aus einer rechten hinteren Wunde hervortreten. Dies weist darauf hin, dass die Verletzung der tiefen Strukturen in der Regel erheblich schlimmer ist als die Verletzung der oberflächlichen Strukturen

nach der Verletzung, wenn eine schwerwiegende Sepsis aufgrund einer Infektion der offenen Wunde auftritt.

**Der Patient wird gemäß ATLS-Protokoll und wie in Kap. 1 beschrieben reanimiert. Das Becken wird vorläufig mit einem externen Gerät stabilisiert. Wie kann das Infektions- und Sepsisrisiko reduziert werden?**

Wie die meisten offenen Frakturen sollte die offene Beckenfraktur mit frühzeitigen prophylaktischen Antibiotika, operativem Débridement und Spülung der Gewebe behandelt werden. Oft sind mehrere operative Débridements, die im Abstand von 2–3 Tagen geplant sind, notwendig, um Gewebe zu débridieren, das beim ersten Débridement gesund erscheinen mag, aber mit der Zeit immer weniger lebensfähig wird. Aufgrund der Nähe der offenen Beckenwunde zum unteren Ende des gastrointestinalen (GI) Trakts (Abb. 7.2) ist eine fäkale Kontamination der Wunde wahrscheinlich, daher sollte neben dem Antibiotikum

# 7 Offene Beckenfrakturen

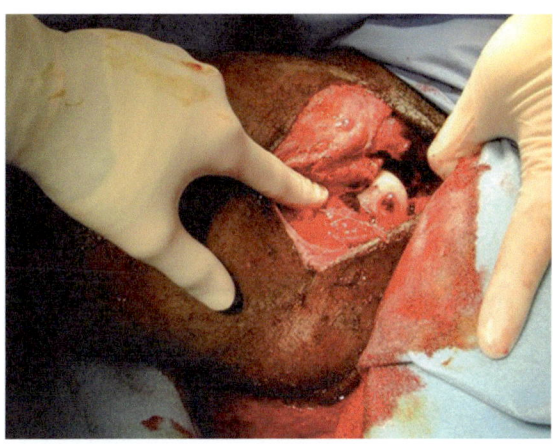

**Abb. 7.2** Klinisches Foto eines Patienten mit einer offenen Beckenfraktur zeigt den Femurkopf, der durch die Wunde in der Leiste sichtbar ist. Eine umleitende Kolostomie sollte durchgeführt werden, um eine anhaltende Kontamination der Wunde aus dem Gastrointestinaltrakt des Patienten zu verringern

gegen grampositive Bakterien auch eine zusätzliche Antibiotikaprophylaxe gegen gramnegative und anaerobe Bakterien verabreicht werden. Die Umleitung des kolonischen Inhalts zu einer Stelle weiter von der offenen Wunde entfernt (temporäre umleitende Kolostomie) ist in der Regel von Vorteil, um die Kontamination der traumatischen Wunde durch fäkale Bakterien zu minimieren [3].

Eine operative Stabilisierung der Fraktur, sobald die Wunde sauber und gesund genug hierfür erscheint, verbessert das Befinden des Patienten, ist mit einer höheren Überlebenswahrscheinlichkeit assoziiert und kann einen positiven Einfluss auf die Infektionsprävention haben (Abb. 7.3).

Die offene Beckenfraktur kombiniert somit die Worst-Case-Elemente offener Frakturen mit den Worst-Case-Elementen von Beckenfrakturen und hat ein Mortalitätsrisiko, das diese Tatsache widerspiegelt [1, 2]. Ein multidisziplinärer Ansatz von hämodynamischer Reanimation, chirurgischem Débridement, Antibiotikamanagement, Intensivpflege, umleitender Kolostomie

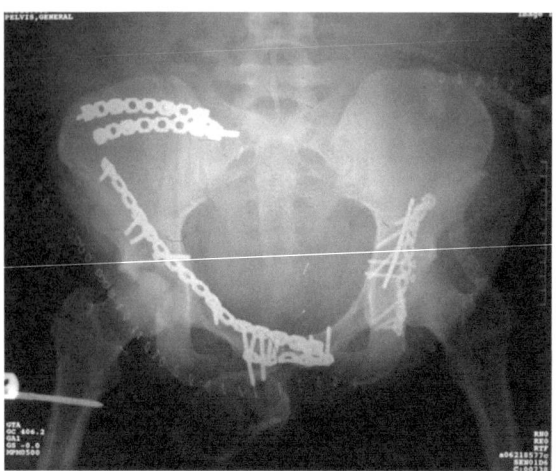

**Abb. 7.3** Röntgenbild des Beckens nach offener Reduktion und interner Fixierung einer offenen Beckenfraktur. Die chirurgische Stabilisierung wird aus den in den Kapiteln über Beckenfrakturen und offene Frakturen erklärten Gründen durchgeführt: zur Verbesserung des Patientenbefindens und der Mobilisation, Verringerung der anhaltenden Blutung, Reduzierung des Infektionsrisikos, Verbesserung der Heilung und Wiederherstellung der Ausrichtung des Beckens für langfristige funktionelle Vorteile. Die definitive Operation, die in diesem Fall mehr als 8 Stunden dauerte, sollte durchgeführt werden, wenn der Zustand des Patienten optimiert ist, um diese zu ermöglichen

und operativer Beckenstabilisierung ist erforderlich, um die Überlebenschancen für Patienten mit diesen extremen Verletzungen zu optimieren.

## Literatur

1. Jones AL, Powell JN, Kellam JF, McCormack RG, Dust W, Wimmer P. Open pelvic fractures. A multicenter retrospective analysis. Orthop Clin North Am. 1997;28(3):345–50. https://doi.org/10.1016/s0030-5898(05)70293-5.

2. Langford JR, Burgess AR, Liporace FA, Haidukewych GJ. Pelvic fractures: part 1. Evaluation, classification, and resuscitation. J Am Acad Orthop Surg. 2013;21(8):448–57. https://doi.org/10.5435/JAAOS-21-08-448.
3. Fitzgerald CA, Moore TJ Jr, Morse BC, Subramanian A, Dente CJ, Patel DC, Reisman WM, Schenker ML, Gelbard RB. The role of diverting colostomy in traumatic blunt open pelvic fractures. Am Surg. 2017;83(8):e280–2.

# Luxierte Gelenke

8

**Abb. 8.1 zeigt die a.-p.-Röntgenaufnahme des Beckens eines 26-jährigen Mannes mit starken rechten Hüftschmerzen nach einem Frontalaufprall bei einem Autounfall. Welche Verletzung liegt vor?**

Bei dem Patienten liegt eine posteriore Hüftluxation rechts vor. Das Röntgenbild zeigt, dass der Femurkopf nicht mehr im Acetabulum zentriert ist und das Femur aufgrund der Zugkraft der starken Muskeln, die das Hüftgelenk überkreuzen, proximal positioniert ist.

Röntgenaufnahmen eines Gelenks sollten immer zwei orthogonale (90° zueinander) Ansichten des Gelenks zeigen, um es richtig visualisieren zu können [1]. Einige Luxationen oder Subluxationen können auf einem einzelnen Röntgenbild oder auf zwei nicht orthogonalen Röntgenbildern gut positioniert erscheinen. Daher besteht die Gefahr einer Fehldiagnose und einer nicht adäquaten Behandlung der Verletzung, wenn nicht zwei orthogonale Röntgenbilder aufgenommen werden [2].

**Welche Probleme können durch dislozierte Gelenke verursacht werden?**

Gelenkluxationen können viele Probleme aufgrund der Verschiebung am Gelenk verursachen: Nerven und Gefäße werden durch das Trauma gedehnt und bleiben unter Spannung oder Druck, solange das Gelenk disloziert ist [3]. Der Knorpel des Gelenks wird oft durch das traumatische Ereignis vom Knochen abgeschert oder abgeschabt. Der Schmerz verursacht eine starke

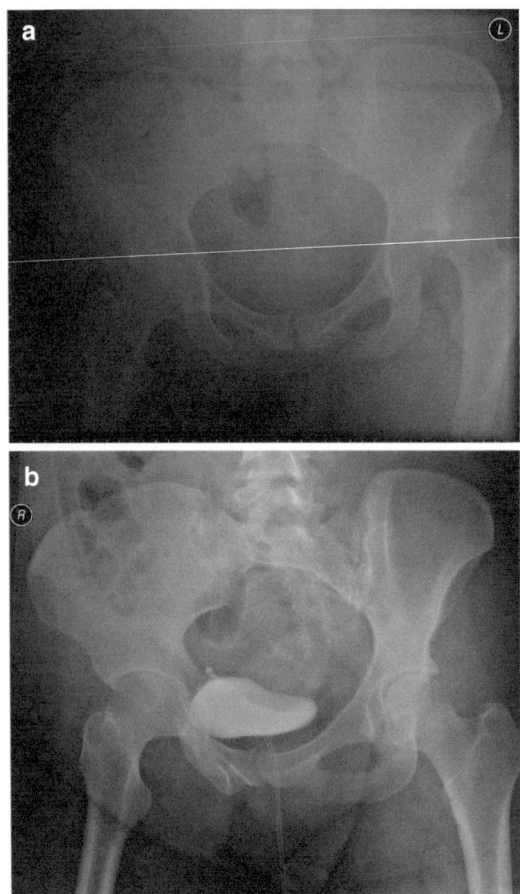

**Abb. 8.1** (**a**) Die a.-p.-Röntgenaufnahme des Beckens zeigt eine posteriore Hüftluxation bei einem Patienten, der an einem Frontalaufprall bei einem Autounfall beteiligt war und keinen Sicherheitsgurt trug. (**b**) A.-p.-Röntgenaufnahme des Beckens nach erfolgreicher geschlossener Reposition im Notfallzimmer. Nach der Reposition sollte eine CT-Untersuchung des Beckens durchgeführt werden, um mögliche Frakturen sowie intraartikuläres Gewebe oder Knochen zu visualisieren, die Gelenkschäden verursachen könnten

Muskelkontraktion, die den ausgerenkten Gelenkknorpel gegen Knochen oder anderes Gewebe drückt. Ebenso kann der dislozierte Knochen Druck auf die darüber liegende Haut ausüben, was zu einer beeinträchtigten Weichteildurchblutung und drohender Hautnekrose führt.

Eine zusätzliche Sorge bei einigen Luxationen ist die beeinträchtigte Durchblutung des dislozierten Knochens. Dies trifft auf Hüftluxationen zu: Der Großteil der Blutversorgung des luxierten Femurkopfes kommt von Arterien, die von distal nach proximal entlang des Femurhalses und der Kapsel zum Femurkopf verlaufen (Abb. 8.2). Bei einer Hüftluxation können diese Gefäße reißen, verdreht, geknickt oder komprimiert werden, wodurch die Durchblutung reduziert wird [1].

**Wie können die langfristigen Auswirkungen dieser Probleme minimiert werden?**

Es wird angenommen, dass eine notfallmäßige Reposition einer dislozierten Hüfte einige dieser Gefäße wieder ausrichtet und die Durchblutung des Femurkopfes wiederherstellt, bevor eine Nekrose des Knochens auftreten kann. Weitere Vorteile einer frühen Reposition sind der verbesserte Patientenkomfort, die Entfernung des Drucks auf Nerven und Arterien, die distal zur Luxation funktionieren müssen, und die Reduzierung des Drucks auf Knorpel und Haut [3]. Daher ist eine zeitnahe Reposition von dislozierten Gelenken vorteilhaft, wenn der Allgemeinzustand des Patienten stabil genug ist, um das Verfahren zu tolerieren.

**Warum ist der Mechanismus, der die meisten Hüftluxationen verursacht, wichtig?**

Diese posterioren Hüftluxationen werden normalerweise durch ein plötzliches Stoppen eines motorisierten Fahrzeugs verursacht, was dazu führt, dass der Schwung des Fahrers oder des Beifahrers den Körper nach vorne trägt, bis das Knie auf das Armaturenbrett schlägt, was die untere Extremität stoppt, während der Oberkörper und das Becken weiter nach vorne gehen, was zu einer hinteren Luxation der Hüfte führt, manchmal auch mit einer Fraktur des Acetabulums (Abb. 8.3).

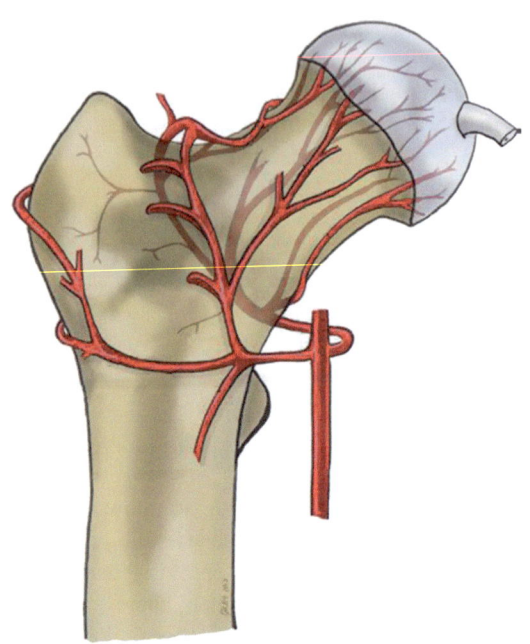

**Abb. 8.2** Die Zeichnung zeigt die Blutversorgung von Femurkopf und -hals, mit Ästen, die entlang des Halses verlaufen und bei einer Verschiebung einer Femurhalsfraktur verletzungsanfällig sind. Die Kapsel des Hüftgelenks ist nicht enthalten, um die Visualisierung der Blutgefäße zu verbessern. (Zeichnung mit freundlicher Genehmigung von Louis C. Okafor, MD)

Es gibt zwei Gründe, warum der verursachende Mechanismus wichtig ist. Erstens kann dieser Mechanismus (Knie schlägt auf das Armaturenbrett) auch zu einer Fraktur des distalen Femurs, einer Patellafraktur und anderen Knieverletzungen führen, die vom Patienten, der durch den Schmerz und die Verschiebung der Hüftluxation abgelenkt ist, möglicherweise nicht bemerkt werden. Es sollten Anstrengungen unternommen werden, um nach Anzeichen einer damit verbundenen Knieverletzung zu suchen. Dies unterstreicht die Wichtigkeit, den gesamten Patienten nach einem schweren Trauma gründlich zu untersuchen.

# 8 Luxierte Gelenke

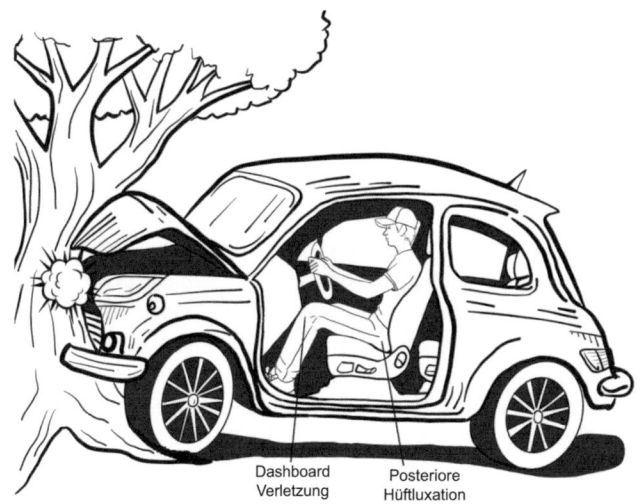

**Abb. 8.3** Die Zeichnung veranschaulicht den Mechanismus, der viele posteriore Hüftluxationen verursacht: Knieaufprall auf das Armaturenbrett durch plötzliches Stoppen eines schnell fahrenden Fahrzeugs, während der Körper, der nicht ordnungsgemäß mit einem Sicherheitsgurt gesichert ist, aufgrund des erheblichen Schwungs nach vorne weitergeht. Dieser Mechanismus kann neben der hinteren Hüftluxation auch eine Knieverletzung verursachen. (Zeichnung mit freundlicher Genehmigung von Louis C. Okafor, MD)

Zweitens sind viele dieser Verletzungen vermeidbar, wenn der Fahrzeuginsasse geeignete Vorsichtsmaßnahmen trifft, einschließlich das Tragen eines Sicherheitsgurts, der eng um die untere Taille liegt, und das Zurückstellen des Sitzes so weit wie möglich, während dem Fahrer immer noch eine angemessene Position zur Kontrolle der Gas- und Bremspedale ermöglicht wird. Airbags sind eine zusätzliche Sicherheitsmaßnahme für den Patienten, sind jedoch nicht so effektiv, wenn der Fahrzeuginsasse nicht auch einen Sicherheitsgurt trägt.

**Wie wird eine Gelenkluxation reduziert?**

Nachdem eine gründliche neurovaskuläre Untersuchung durchgeführt wurde, besteht der nächste Schritt darin, eine ausreichende Anästhesie vor dem Repositionsmanöver zu gewährleisten.

Dies ist besonders wichtig bei Hüftluxationen, da der durch die Verletzung verursachte Schmerz dazu führt, dass die kräftigen Muskeln um die Hüfte sich zusammenziehen, wodurch ein erfolgreiches Repositionsmanöver nahezu unmöglich wird. Eine ausreichende Anästhesie wird in der Regel durch bewusste Sedierung erreicht; intraartikuläre oder regionale Anästhesietechniken können hilfreich sein. Sobald die Muskeln bei der Untersuchung als entspannt befunden werden, wird eine Traktion und Manipulation durchgeführt. Bei Hüftluxationen wird der Patient in Rückenlage positioniert. Eine Person sollte das Becken stabilisieren und eine zweite Person übt Traktion auf die Extremität aus, während die Hüfte in Flexion, Adduktion und Innenrotation manipuliert wird. Dies führt in der Regel zu einem spürbaren „Knacken", wenn der Femurkopf in Position gleitet.

Die häufige anteriore Luxation des Glenohumeralgelenks (Schultergelenk) wird ebenfalls am besten nach Analgesie und folgender Entspannung der Muskelkontraktur reduziert. Es gibt mehrere Methoden der Reposition – eine gängige Methode beinhaltet die Stabilisierung des Rumpfes, während Längszug auf den Arm ausgeübt wird, wobei die Schulter leicht abduziert ist; der obere Arm wird mit einem Tuch seitlich gezogen, und der Arm wird am Schultergelenk intern und extern rotiert. Während die Reposition von ausgekugelten Schultergelenken in Nordamerika häufig von Notärzten durchgeführt wird, sollten ausgekugelte Hüftgelenke, wann immer möglich, von Orthopäden reponiert werden.

**Was sollte getan werden, wenn die luxierte Hüfte unter Sedierung im Notfallraum nicht reponiert werden kann?**

Der Patient mit einer nichtreponierbaren Hüfte sollte dringend in den Operationssaal gebracht werden. Oft reicht die zusätzliche Muskelentspannung unter Narkose aus, um eine Reposition durch die gleichen Techniken zu ermöglichen, die zuvor erfolglos waren. Wenn eine geschlossene Reposition im Operationssaal nicht erfolgreich ist, sollte eine offene chirurgische Reposition durchgeführt werden, um alle Strukturen zu entfernen, die die Reposition blockieren.

**Welche Folgen hat eine beeinträchtigte Blutversorgung des Knochens, wie zum Beispiel des Femurkopfes?**

Knochen ist ein lebendes Organ, das eine Blutversorgung benötigt, um die Mikrofrakturen umzuwandeln (Remodeling) und zu reparieren, die während normaler Aktivität auftreten. Knochentod aufgrund mangelnder Blutversorgung wird als avaskuläre Nekrose (AVN) bezeichnet. Gelegentlich wird der nekrotische Knochen durch vaskuläres Einwachsen revitalisiert, und der Knochen normalisiert sich. Ist die vaskuläre Versorgung unzureichend, entweder durch traumatische Schädigung der Gefäße oder aufgrund anderer physiologischer Probleme, findet die Reparatur von Mikrofrakturen und die Revitalisierung des Knochens nicht statt. Mit der Zeit werden die Mikrofrakturen schließlich zu größeren Frakturen. Diese sogenannten Makrofrakturen sind schmerzhaft und führen zur Resorption von Knochen im Femurkopf. Dies kann zum Zusammenbruch des Knochens unterhalb der Gelenkoberfläche (subchondraler Knochen) führen (Abb. 8.4). Die unregelmäßige Gelenkoberfläche führt zu vorzeitigem Verschleiß des Gelenkknorpels und Arthrose, und damit oft zu unerträglichen Schmerzen. Arthroseschmerzen in der Hüfte können das Aktivitätsniveau und die Lebensqualität eines Patienten erheblich beeinträchtigen.

**Sind Hüftgelenkersatzoperationen eine gute Behandlungsoption?**

Die Hüftgelenkersatzoperation (Arthroplastik) ist (unter allen chirurgischen Verfahren) die Methode der Wahl, die mit der größten Verbesserung der Lebensqualität verbunden ist. Die meisten Patienten haben jahrelang fortschreitende Schmerzen vor der Operation und können kurz nach dem Eingriff schmerzfrei gehen und zu einem aktiven Lebensstil zurückkehren (Abb. 8.5). Leider sind die Komplikationen einer Infektion, venösen Thromboembolie und Gelenkdislokation, obwohl selten, verheerende Probleme für diejenigen, die sie ertragen müssen. Darüber hinaus liegt die durchschnittliche Lebenserwartung für eine funktionelle Hüftarthroplastik zwischen 15 und 25 Jahren, so dass selbst bei gutem Verlauf des Eingriffs junge und mittelalte Personen wahrscheinlich irgendwann in ihrem Leben eine Revisionsoperation (oder zwei oder mehr Revisionen) benötigen

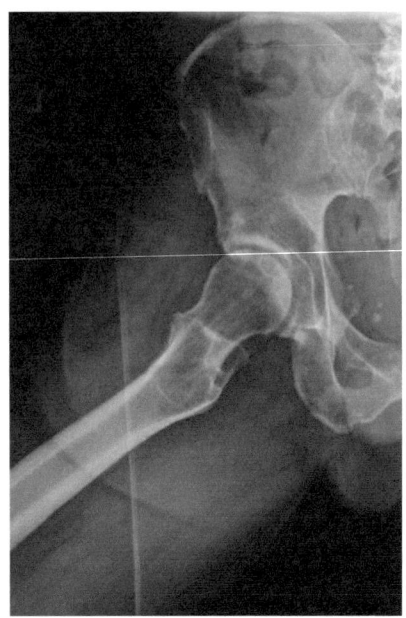

**Abb. 8.4** Seitliches Röntgenbild der Hüfte zeigt eine lokalisierte Resorption von Knochen im subchondralen Bereich des Femurkopfes bei einem Patienten 18 Monate nach posteriorer Hüftdislokation. Er war bis 6 Wochen zuvor symptomfrei, als er vage Oberschenkelschmerzen bekam, was kein ungewöhnliches Symptom für eine avaskuläre Nekrose des Femurkopfes ist

werden, wobei bei der Revision das Komplikationsrisiko höher ist als beim primären Eingriff [4].

Zusammenfassend sind Gelenkdislokationen mit mehreren Komplikationen verbunden, die mit der Dauer der Dislokation wahrscheinlicher werden, so dass eine schnelle Reposition eines dislozierten Gelenks der Standard ist. Die Komplikation der avaskulären Nekrose der Hüfte kann mit einer Hüftarthroplastik behandelt werden – wenn aber der natürliche Femurkopf des Patienten die Verletzung überlebt, funktioniert er besser als ein Hüftersatz. Daher sollten alle Bemühungen darauf gerichtet sein, die Dislokation rechtzeitig zu reduzieren, um eine Arthroplastik, wenn möglich, zu vermeiden.

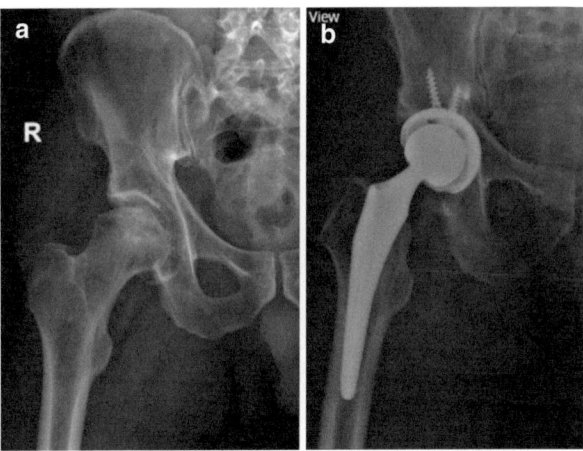

**Abb. 8.5** (**a**) Das a.-p.-Röntgenbild der Hüfte 3 Jahre nach posteriorer Hüftdislokation, behandelt mittels geschlossener Reposition, zeigt eine unregelmäßige Form des Femurkopfes und Sklerose im Femurkopf. (**b**) Eine totale Hüftarthroplastik wurde durchgeführt, um die chronischen Schmerzen zu lindern und das Aktivitätsniveau zu verbessern. Leider lockern sich die meisten Hüftersatzteile mit der Zeit und werden symptomatisch. Daher ist es zwar ein sehr effektives Verfahren, die Risiken müssen jedoch gegen die Vorteile abgewogen werden, bevor dieses Verfahren durchgeführt wird

## Literatur

1. Foulk DM, Mullis BH. Hip dislocation: evaluation and management. J Am Acad Orthop Surg. 2010;18(4):199–209. https://doi.org/10.5435/00124635-201004000-00003.
2. Youm T, Takemoto R, Park BK. Acute management of shoulder dislocations. J Am Acad Orthop Surg. 2014;22(12):761–71. https://doi.org/10.5435/JAAOS-22-12-761.
3. Mook WR, Ligh CA, Moorman CT, Leversedge FJ. Nerve injury complicating multiligament knee injury: current concepts and treatment algorithm. J Am Acad Orthop Surg. 2013;21(6):343–54. https://doi.org/10.5435/JAAOS-21-06-343.

4. Evans JT, Evans JP, Walker RW, Blom AW, Whitehouse MR, Sayers A. How long does a hip replacement last? A systematic review and meta-analysis of case series and national registry reports with more than 15 years of follow-up. Lancet. 2019;393(10172):647–54. https://doi.org/10.1016/S0140-6736(18)31665-9. Epub 2019 Feb 14. PMID: 30782340; PMCID: PMC6376618.

# Septische Gelenke 9

Eine Patientin hat ein geschwollenes rechtes Knie, das vor 2 Tagen ohne erkennbaren Auslöser zu schmerzen begann. Sie hat leichtes Fieber, Schmerzen beim Gehen und eine Verschlimmerung ihrer Schmerzen bei Kniebewegungen (Abb. 9.1). Die Haut um das Knie ist warm. Röntgenaufnahmen des Kniegelenks sind normal. Was ist die wahrscheinliche Diagnose?

Bei dieser Patientin scheint ein septisches Kniegelenk vorzuliegen. Weitere Befunde bei der Untersuchung könnten Leistenlymphknotenschwellung, Schüttelfrost und erhöhte Werte für Leukozyten, C-reaktives Protein (CRP) und Blutsenkungsgeschwindigkeit umfassen [1–3]. Einige Patienten haben eine Vorgeschichte früherer Knieinfektionen, einer kürzlich aufgetretenen Infektion der oberen Atemwege oder Harnwege, einer vorherigen Operation im Kniebereich oder einer penetrierenden Verletzung des Gelenks.

**Welche anderen Differenzialdiagnosen gibt es?**

Andere häufige Ursachen für ein nichttraumatisches, geschwollenes schmerzhaftes Knie sind Synovitis des Knies, Gicht/Pseudogicht, virale Arthritis, rheumatoide Arthritis, Lyme-Borreliose und Arthrose.

**Warum ist es wichtig, die Diagnose eines septischen Gelenks so früh wie möglich zu stellen?**

Bakterielle Infektionen in Gelenken verursachen die Freisetzung von chemischen Substanzen, die für den Gelenkknorpel

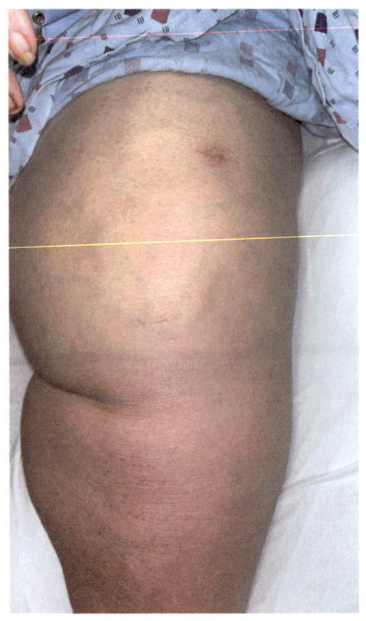

**Abb. 9.1** Das klinische Bild zeigt ein geschwollenes Knie bei einer Patientin ohne Verletzungsgeschichte. Ein infiziertes (septisches) Gelenk muss ausgeschlossen werden

schädlich sind. Die Bakterien können weiterhin überleben, und die chemischen Substanzen können Gelenkknorpel und Knochen schädigen, bis das Gelenk chirurgisch gespült und von devitalisiertem Gewebe befreit wird (Abb. 9.2). Ohne chirurgischen Eingriff und nur mit intravenösen Antibiotika allein ist es unwahrscheinlich, die Bakterien zu beseitigen und den Schaden zu stoppen, daher sind eine frühzeitige Diagnose, chirurgische Behandlung und Antibiotikatherapie die Standardversorgung [2].

**Gelegentlich kann es schwierig sein, die Diagnose eines septischen Knies aufgrund von Symptomen**, körperlicher Untersuchung und Labortests zu stellen. Können Sie sich vorstellen, dass ein Patient trotz einer aktiven bakteriellen Gelenkinfektion weniger deutliche Untersuchungs- und Laborbefunde hat?

Patienten, die immungeschwächt/-supprimiert sind oder einen Diabetes mellitus haben, können weniger Symptome einer Infektion aufweisen und laufen Gefahr, unter- oder falsch diagnostiziert zu werden. Darüber hinaus ist die Wahrscheinlichkeit

# 9 Septische Gelenke

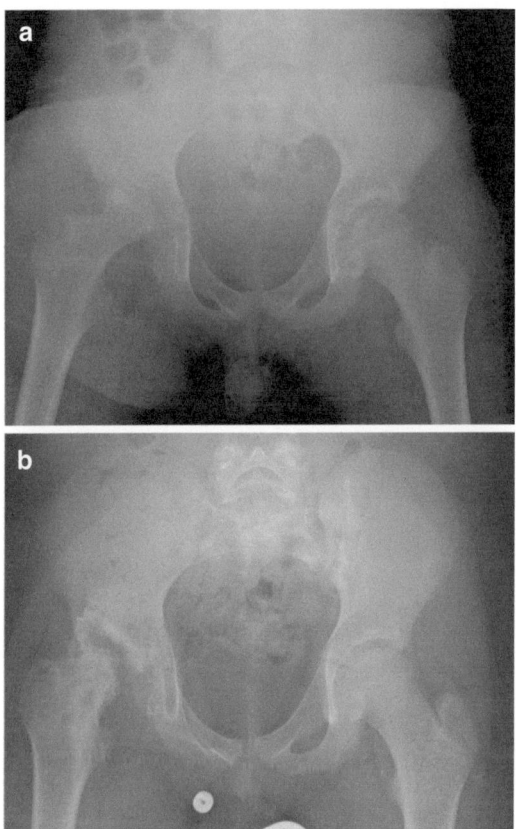

**Abb. 9.2** (**a**) Die a.-p.-Röntgenaufnahme zeigt eine Zerstörung des Knochens am Femurkopf, verursacht durch ein zuvor falsch diagnostiziertes und unbehandeltes septisches Gelenk. (**b**) Das Röntgenbild 1 Jahr später zeigt eine stärkere Knochenzerstörung, mit Deformität und Verschiebung. Es ist unerlässlich, die Diagnose eines septischen Gelenks zu stellen und die Behandlung so schnell wie möglich einzuleiten, um eine solch schwerwiegende Komplikation zu verhindern

für eher unauffällige Untersuchungs- und Laborbefunde bei den Patienten höher, die kürzlich Antibiotika erhalten haben, entweder aufgrund der vermuteten Gelenkinfektion oder wegen einer anderen Infektion, da die Bakterien unterdrückt werden und die entzündliche Reaktion geringer ausfällt [1]. In diesen Fällen sind weitere Tests gerechtfertigt. Röntgenaufnahmen des Gelenks können Flüssigkeit oder Luft im Gelenk zeigen. Eine CT- oder MRT-Untersuchung kann auch hilfreich sein, um Flüssigkeit oder Luft im Gelenk zu beurteilen, vor allem in Fällen, in denen die Röntgenbilder nicht eindeutig sind, aber die klinischen Befunde auf ein septisches Geschehen hindeuten (Abb. 9.3).

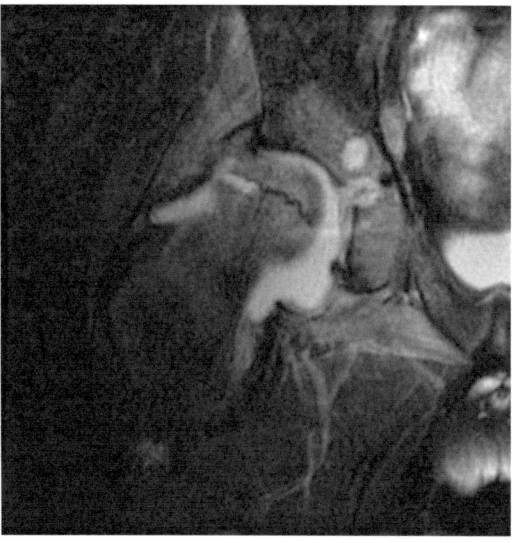

**Abb. 9.3** MRT-Scan zeigt reichlich Flüssigkeit im Hüftgelenk, was auf ein septisches Geschehen hindeutet und eine Aspiration der Flüssigkeit zur Zellzählung und Kultur erfordert, oder aufgrund klinischer Befunde ein dringendes chirurgisches Débridement. CT-Scan und Ultraschalluntersuchungen können auch verwendet werden, um Flüssigkeit in einem Gelenk zu erkennen

**Was sollte zur Diagnosestellung erfolgen, wenn die körperliche oder die radiographische Untersuchung zeigt, dass sich Flüssigkeit im Gelenk befindet?**

Im Zweifelsfall kann die Nadelaspiration der betroffenen Gelenkflüssigkeit bei der Diagnose eines septischen Gelenks hilfreich sein (Abb. 9.4). Sprunggelenk, Knie, Ellbogen, Handgelenk und Schulter können leicht durch Abtasten der Anatomie aspiriert werden. Die Aspiration des Hüftgelenks kann ebenfalls durch Abtasten durchgeführt werden, ist jedoch genauer, wenn eine Ultraschall- oder CT-Steuerung der Aspirationsnadel verwendet wird, um sicherzustellen, dass die richtige Stelle aspiriert wird. Die erhaltene Flüssigkeit sollte zur Zählung von kernhaltigen Zellen, Gram-Färbung und Kultur ins Labor geschickt werden. Ein septisches Gelenk hat typischerweise >50.000 kernhaltige Zellen pro Mikroliter. Eine Gram-Färbung kann Bakterien nachweisen, aber sie zeigt manchmal keine Bakterien, selbst bei Patienten mit floridem septischem Gelenk.

**Welches Bakterium wird am wahrscheinlichsten in der Kultur isoliert?**

*Staphylococcus aureus* ist das Bakterium, das am häufigsten septische Arthritis verursacht [3]. Es ist auch das Bakterium, das den meisten anderen orthopädischen Infektionen zugrunde liegt. Interessanterweise wachsen bei 36 % der Aspirate, die von infizierten Gelenken entnommen wurden, keine Bakterien in der Kultur im mikrobiologischen Labor. Der Grund für diese hohe

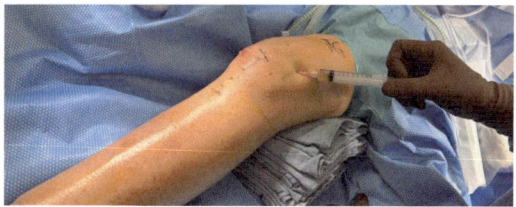

**Abb. 9.4** Die Nadelaspiration des Gelenks, durchgeführt unter sterilen Bedingungen, kann verwendet werden, um Gelenkflüssigkeit für weitere Analysen zu erhalten und die Diagnose einer Infektion zu stellen

negative Kulturrate ist wahrscheinlich multifaktoriell: z. B. anspruchsvolle Organismen, unvollkommene Technik und/oder die Wirkung von Antibiotika, die möglicherweise verabreicht wurden.

**Wie ist der postoperative Verlauf für einen Patienten mit septischem Gelenk?**

Nach der chirurgischen Spülung und dem Débridement eines infizierten Gelenks sollte der Patient mit intravenösen Antibiotika behandelt werden, bis eine deutliche Verbesserung des Wohlbefindens, der Temperatur und der Laborbefunde des Patienten eintritt, woraufhin der Patient auf orale Antibiotika für eine oder zwei weitere Wochen umgestellt werden kann. Die Einzelheiten der Behandlung und die Wahl der Antibiotika sollten von einem Spezialisten für Infektionskrankheiten getroffen werden.

**Was ist zu tun, wenn das septische Gelenk nach der ersten Operation nicht besser wird?**

Gelegentlich tritt trotz angemessener chirurgischer und antibiotischer Behandlung keine weitere Verbesserung des Patienten ein. Diese hartnäckigen Infektionen können zwei oder mehr chirurgische Spülungen und Débridements erfordern, bevor eine signifikante Verbesserung eintritt. Eine MRT-Untersuchung kann hilfreich sein, um einen zuvor nicht erkannten Weichteilabszess oder eine Knocheninfektion in der Nähe des Gelenks auszuschließen. Jeder dieser Befunde sollte bei Nachweis inzidiert und débridiert werden.

## Literatur

1. Massey PA, Clark MD, Walt JS, Feibel BM, Robichaux-Edwards LR, Barton RS. Optimal synovial fluid leukocyte count cutoff for diagnosing native joint septic arthritis after antibiotics: a receiver operating characteristic analysis of accuracy. J Am Acad Orthop Surg. 2021;29(23):e1246–53. https://doi.org/10.5435/JAAOS-D-20-01152.
2. Elsissy JG, Liu JN, Wilton PJ, Nwachuku I, Gowd AK, Amin NH. Bacterial septic arthritis of the adult native knee joint: a review. JBJS Rev. 2020;8(1):e0059. https://doi.org/10.2106/JBJS.RVW.19.00059.

3. Hunter JG, Gross JM, Dahl JD, Amsdell SL, Gorczyca JT. Risk factors for failure of a single surgical debridement in adults with acute septic arthritis. J Bone Joint Surg Am. 2015;97(7):558–64. https://doi.org/10.2106/JBJS.N.00593.

# Offene Gelenkverletzungen

# 10

Ein Patient erleidet eine Stichwunde in der Nähe des Knies mit einem schmutzigen Messer (Abb. 10.1). Der Patient hat eine gute Durchblutung und keine distale neurologische Beeinträchtigung. Die Blutung wird durch Druck kontrolliert und stoppt nach einigen Minuten. **Benötigt der Patient eine Tetanus-Auffrischungsimpfung?**

Tetanus-Auffrischungsimpfungen werden alle 10 Jahre verabreicht, sollten aber bei Wunden, die nach Einschätzung des behandelnden Arztes „schmutzig" sind, alle 5 Jahre gegeben werden. Da es sich hierbei um ein schmutziges Messer handelte, sollte der Patient eine Tetanus-Auffrischungsimpfung erhalten, wenn seine letzte Auffrischungsimpfung mehr als 5 Jahre zurückliegt.

**Was ist die angemessene Behandlung für penetrierende Wunden, die in das Kniegelenk eindringen?**

Penetrierende Wunden, die in ein Gelenk eindringen, sollten gespült und débridiert werden, um das Risiko einer Infektion im Gelenk zu minimieren [1]. In einigen Fällen kann der Patient zusätzliche Verletzungen im Knie erlitten haben, die von einer Operation profitieren würden, die meisten dieser Verletzungen müssen jedoch nicht dringend adressiert werden. Offene Gelenkverletzungen sollten zeitnah mittels Spülung und Débridement behandelt werden.

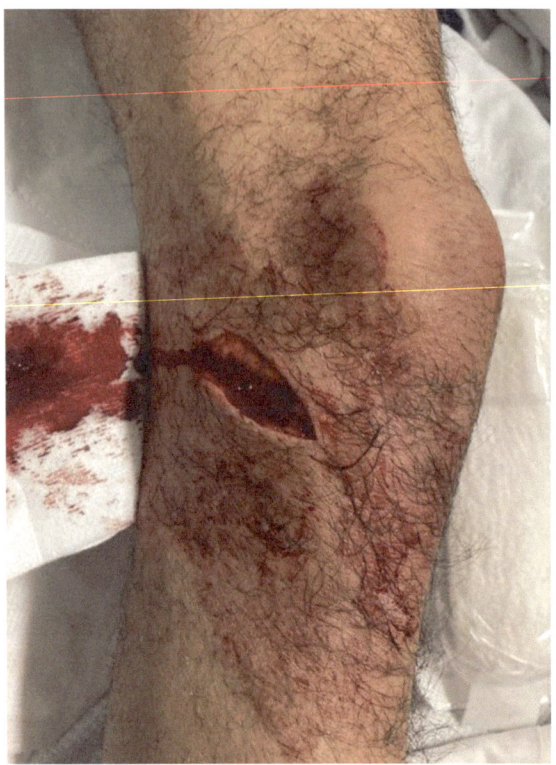

**Abb. 10.1** Klinisches Foto der Wunde im Bereich des Knies. Es ist unklar, ob diese Wunde in das Kniegelenk hineinreicht, was – falls vorhanden – ein Risiko für ein septisches Knie für den Patienten bedeuten würde. Daher sind weitere Informationen erforderlich. (Foto mit freundlicher Genehmigung von Brett Salazar, MD)

## Was sollte getan werden, um das Ausmaß der Verletzung zu beurteilen?

Einfache Röntgenaufnahmen des Knies sollten angefertigt werden, um zu bestimmen, ob sich metallische Partikel von der Messerklinge in der Wunde befinden, um den Knochen auf Anzeichen von Frakturen oder Verletzungen zu untersuchen und um

# 10 Offene Gelenkverletzungen

festzustellen, ob sich Luft im Gelenk befindet, was darauf hindeuten würde, dass das Messer das Kniegelenk durchdrungen hat und dass eine chirurgische Spülung und ein Débridement des Gelenks durchgeführt werden sollten (Abb. 10.2). Ein CT-Scan kann auch Luft im Gelenk zeigen, die auf die Notwendigkeit eines chirurgischen Débridements und Spülung des Gelenks hinweist.

Zusätzlich sollte eine gründliche neurovaskuläre Untersuchung durchgeführt werden, um festzustellen, ob eine neurologische oder vaskuläre Verletzung vorliegt. Abnormale vaskuläre Befunde bei der Untersuchung, wie eine verzögerte (>3 s) Kapillarfüllung oder verminderte Pulse, erfordern weitere Untersuchungen mit Doppler-Ultraschall, Arteriogramm und/oder computertomographischer (CT) Angiographie.

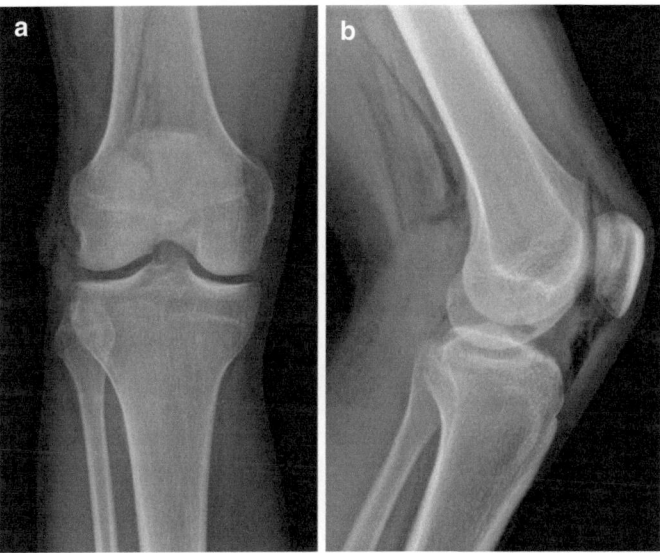

**Abb. 10.2** Anteroposteriore (**a**) und laterale (**b**) Röntgenaufnahmen zeigen Luft im Kniegelenk, die in diesem Fall durch eine traumatische Arthrotomie verursacht wurde und ein Débridement erfordert. Andere Ursachen für Luft in einem Gelenk sind gasbildende Infektionen sowie kürzlich durchgeführte Operationen im Kniegelenk. (Röntgenaufnahmen mit freundlicher Genehmigung von Brett Salazar, MD)

**Wie kann man bei negativen Röntgenaufnahmen des Knies sicherstellen, dass das Kniegelenk nicht verletzt wurde, bevor man in Erwägung zieht, die Wunde zu nähen?**

Bei einer penetrierenden Wunde wie dieser sollte das Bein bzw. der Oberschenkel vorbereitet werden, und das Kniegelenk sollte (durch eine nichttraumatisierte Region) mit steriler Kochsalzlösung oder Ringer-Laktat-Lösung injiziert werden (Abb. 10.3). Wenn nach der Injektion von mindestens 180 cc Flüssigkeit aus dem Kniegelenk austritt und durch die traumatische Wunde abfließt, ist der Test positiv und zeigt an, dass die Wunde mit dem Gelenk kommuniziert und eine intraartikuläre Kontamination aufgetreten ist. In diesem Fall sollte das Gelenk gespült und débridiert werden [2].

**Was wird zum Zeitpunkt der Operation bei einer traumatischen Arthrotomie gemacht?**

Wenn es sich bei der Wunde tatsächlich um eine traumatische Arthrotomie handelt, werden zeitnah eine Spülung und ein Débridement im OP durchgeführt, sofern der Patient stabil genug ist, um das Verfahren zu tolerieren [1]. Ein Schnitt wird in das Kniegelenk gemacht, und die traumatische Wunde und das Kniegelenk werden von devitalisiertem Gewebe gereinigt und reichlich gespült. Abhängig von der Schwere der Kontamination, der Menge an intraoperativer Blutung und dem Urteil des Chirurgen kann entschieden werden, eine Drainage im Gelenk zu platzieren, um postoperativ für einige Tage Flüssigkeit zu entfernen. Prophylaktische intravenöse Antibiotika sollten für ein oder zwei Tage verabreicht werden, im Allgemeinen ein Cephalosporin der ersten Generation für kleinere und sauberere Wunden, zusätzlich mit gramnegativer Bakterienabdeckung (z. B. Gentamicin) für größere Wunden und anaerober Abdeckung (z. B. i.v. Penicillin oder Clindamycin) für schmutzige Stallwunden oder Wunden mit fäkaler Kontamination.

So kann das Einführen einer Nadel in das Gelenk diagnostisch hilfreich sein: Bei einem potenziell infizierten Knie wird eine Nadel in die Wunde eingeführt, die Flüssigkeit wird aspiriert und zur Analyse und Kultur geschickt, um zu bestimmen, ob eine Operation indiziert ist. Bei einer potenziell vorliegenden traumatischen Arthrotomie werden mittels einer Nadel mindestens

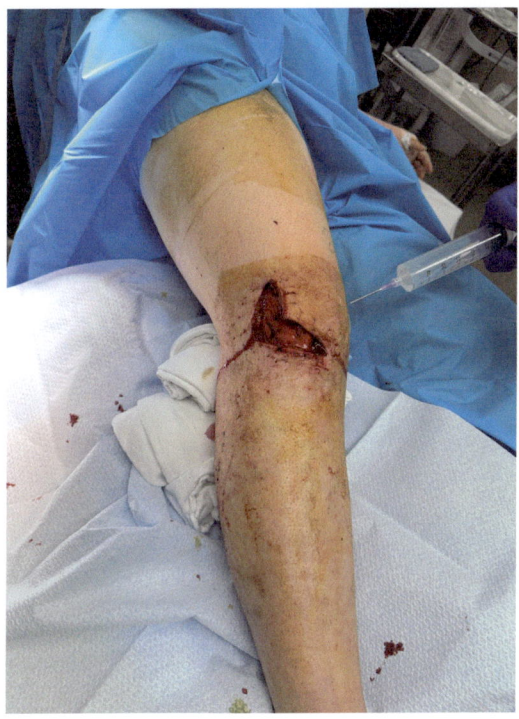

**Abb. 10.3** Nadelinjektion von mindestens 180 cc steriler Flüssigkeit in das Kniegelenk liefert hilfreiche Informationen. Wenn mindestens 180 cc Flüssigkeit in das Kniegelenk injiziert werden und nichts durch die traumatische Wunde austritt, dann ist die Untersuchung negativ und zeigt an, dass eine traumatische Arthrotomie aufgetreten ist. Bei einem positiven Test hingegen wird Flüssigkeit durch die traumatische Wunde austreten, was auf eine traumatische Arthrotomie mit Verletzung der Kniegelenkkapsel hinweist. Bei einem positiven Test ist eine Operation angezeigt, um das Kniegelenk zu débridieren und zu spülen. Die Spülung und das Débridement können arthroskopisch oder (häufiger) mittels offener chirurgischer Technik erfolgen

180 cc sterile Kochsalzlösung injiziert, um zu sehen, ob sich der Verdacht bestätigt. Ansonsten besteht die Gefahr eines infizierten Gelenks. Die Ergebnisse weisen darauf hin, dass zur Verhinderung einer Infektion ein operativer Eingriff erfolgen sollte.

## Literatur

1. Brubacher JW, Grote CW, Tilley MB. Traumatic arthrotomy. J Am Acad Orthop Surg. 2020;28(3):102–11. https://doi.org/10.5435/JAAOS-D-19-00153.
2. Keese GR, Boody AR, Wongworawat MD, Jobe CM. The accuracy of the saline load test in the diagnosis of traumatic knee arthrotomies. J Orthop Trauma. 2007;21(7):442–3. https://doi.org/10.1097/BOT.0b013e31812e5186.

# Wasserwunden 11

Eine Person läuft in schlammigem Wasser und erleidet eine unregelmäßige, gezackte Wunde an seinem Bein, die bis zum Muskel reicht (Abb. 11.1). Es besteht keine starke Blutung. Was sind Ihre Überlegungen?

Bei Wunden, die durch offene Gewässer kontaminiert sind, besteht die Gefahr von schweren Infektionen. Viele Seen und Flüsse beherbergen, trotz sauberem Aussehen und der Möglichkeit zum Schwimmen, Bakterien, die sich aggressiv in einer Wunde ausbreiten können und möglicherweise komplexe Antibiotika erfordern.

Eine kontaminierte Wunde sollte mit einem Tetanus-Booster behandelt werden (wenn nicht in den letzten 5 Jahren erhalten) oder einem Tetanus-Impfstoff, wenn der Patient in der Vergangenheit nicht geimpft wurde.

Ein Débridement von devitalisiertem Gewebe und Offenlassen der Wunde, bis das Gewebe sauber und gesund ist (verzögerter primärer Wundverschluss), ist der sichere Weg, um eine Infektion zu verhindern [1]. Antibiotika sollten zur Behandlung von grampositiven Kokken und gramnegativen Bakterien bereitgestellt werden.

Viele Gewässer mit schlammigem oder trübem Wasser haben fäkale Kontamination, verrottendes pflanzliches Material und komplexe Bakterien und Pilze, die Wunden infizieren können. Selbst sauber erscheinendes Wasser in Seen oder Flüssen ist

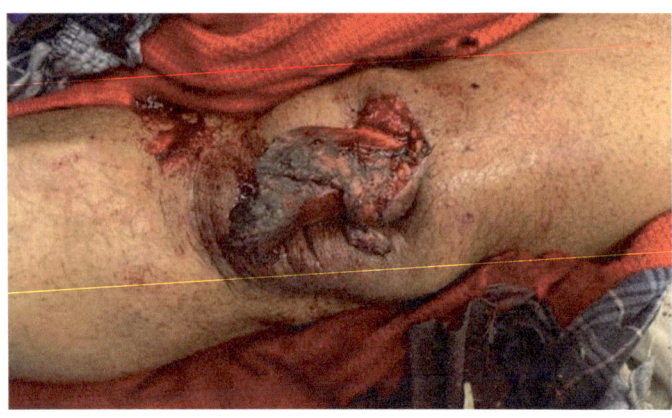

**Abb. 11.1** Wunde des Patienten, die bei der Arbeit in schlammigem Wasser entstanden ist. Diese Wunde hat ein erhöhtes Infektionsrisiko und sollte mit Antibiotika behandelt, débridiert, gespült und zunächst offen gelassen werden. Ein verzögerter primärer Verschluss innerhalb von 2–3 Tagen, sofern die Wunde gesund erscheint, oder ein sekundärer Verschluss durch allmähliche Heilung und Schließung der Wunde über die Zeit, sind bessere Optionen zur Verhinderung von Infektionen. (Fotografie mit freundlicher Genehmigung von Brett Salazar, MD)

nicht steril und kann Bakterien beherbergen, die schwere lebensbedrohliche Infektionen verursachen. Bei der Behandlung offener Wunden ist es unerlässlich, nach Hinweisen oder Anzeichen einer Wundkontamination durch Schlamm oder Wasser zu suchen, da dies drastische Auswirkungen auf die Behandlung und das Ergebnis der Wunde haben könnte.

**Abb. 11.2 zeigt einen Patienten, dessen Arm wiederholt unter Wasser von einem rotierenden Bootpropeller geschnitten wurde. Welche Probleme sehen Sie voraus?**

Dies ist eine verheerende Verletzung mit Devitalisierung eines großen Teils des Arms und schwerer Kontamination. Trotz Breitspektrum-Antibiotika-Therapie sowie aggressiver Spülung und Débridement von devitalisiertem Gewebe starb dieser Patient am Tag nach der Verletzung an überwältigender Sepsis.

**Abb. 11.2** Offene Wasserwunde verursacht durch Bootspropeller mit schwerer Gewebezerstörung und Kontamination. Trotz aggressivem chirurgischem Débridement und Antibiotika starb diese Person am Tag nach der Verletzung an überwältigender Sepsis

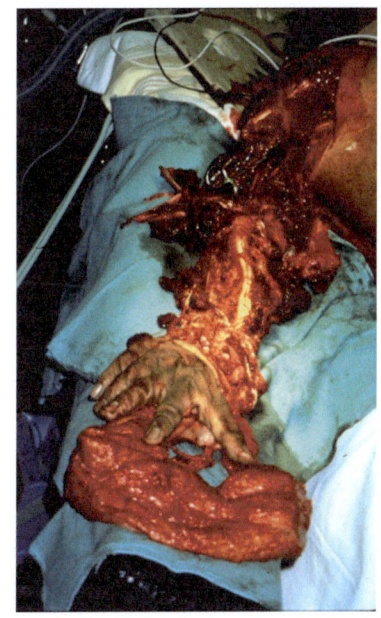

## Literatur

1. Brophy RH, Bernholt DL. Aquatic orthopaedic injuries. J Am Acad Orthop Surg. 2019,27(6):191–9. https://doi.org/10.5435/JAAOS-D-16-00702.

# Verlagerte Femurhalsfrakturen

**12**

Eine gesunde 42-jährige Frau erleidet eine Hüftverletzung, als ihr Motorrad gegen einen Strommast prallt. Röntgenbilder sind in Abb. 12.1 zu sehen. Welche Verletzung liegt vor und welches ist die beste Behandlung?

**Die Patientin hat eine verschobene Femurhalsfraktur links.** Nach gründlicher Untersuchung auf assoziierte Verletzungen und Stabilisierung sollten eine Reduktion und operative Stabilisierung der Fraktur durchgeführt werden.

Bei dieser Patientin liegt eine verschobene Femurhalsfraktur vor, die dringend reduziert und im Operationssaal mit interner Fixation stabilisiert werden sollte [1] (Abb. 12.2).

**Welche Komplikationen treten bei dieser Verletzung im Vergleich zu anderen Hüftfrakturen gehäuft auf?**

Die Lage dieser Fraktur am Femurhals und die Tatsache, dass sie verschoben ist, gefährden die Blutversorgung des Femurkopfes und erhöhen das Risiko für eine avaskuläre Nekrose sowie eine Nichtvereinigung. Die Blutversorgung des Femurkopfes erfolgt durch einen Ring um die Basis des Femurhalses, von dem aus eine Reihe von Kapselgefäßen ausgeht, welche entlang des Femurhalses zum Femurkopf verlaufen, die Kapsel des Hüftgelenks durchdringen und in Femurhals und -kopf eintreten [2]. Diese Gefäße können durch die Verschiebung der Fraktur am Femurhals rupturieren, komprimiert werden, verklumpen, verdreht oder geknickt werden. Es wird angenommen, dass eine frühe anatomische Reduktion der Fraktur durch geschlossene

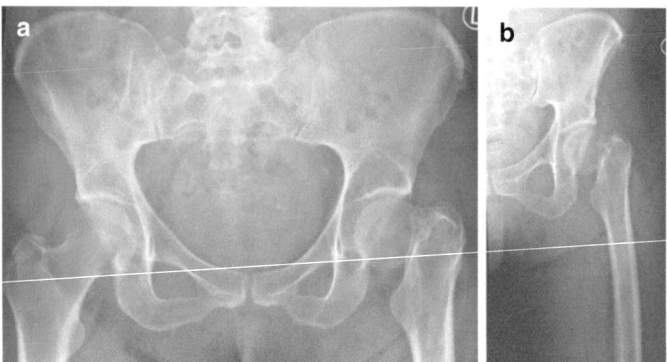

**Abb. 12.1** Das a.-p.-Röntgenbild des Beckens (**a**) und das a.-p.-Röntgenbild der linken Hüfte (**b**) zeigen eine verschobene Femurhalsfraktur links

**Abb. 12.2** Intraoperative fluoroskopische Ansichten zeigen die Reduktion der Fraktur und Stabilisierung mit drei parallelen Schrauben

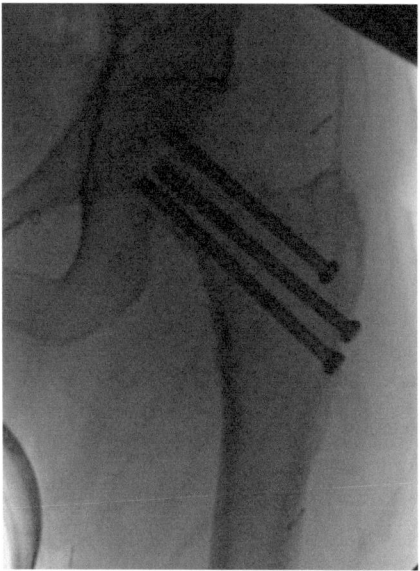

oder direkte offene Maßnahmen die Anatomie des Femurhalses wiederherstellt und in einigen Fällen die Durchblutung des Femurkopfes ermöglicht, bevor eine Nekrose des Knochens (avaskuläre Nekrose) eintritt.

Es ist zu beachten, dass die Arterie des Ligamentum teres die Durchblutung des sich entwickelnden Femurkopfes bei Kindern gewährleistet, diese Arterie liefert bei Erwachsenen jedoch nur eine minimale (wenn überhaupt) Durchblutung des Femurkopfes.

**Warum ist eine Nekrose des Femurkopfes ein Problem?**

Knochen ist lebendig und wird ständig umgebaut. Darüber hinaus reagiert Knochen auf die auf ihn ausgeübten Kräfte, indem er mehr Knochen produziert – für diesen Umbau und die Produktion von mehr Knochen benötigt er allerdings eine Blutversorgung. Darüber hinaus erleidet Knochen durch normale Aktivität Mikrofrakturen; mit steigendem Aktivitätsniveau erleidet der Knochen eine erhöhte Anzahl dieser kleinen Verletzungen. Gesunder, vaskularisierter Knochen kann diese Mikrofrakturen normalerweise problemlos heilen. Avaskulärer Knochen hingegen hat diese Fähigkeit nicht, und so verbinden sich die nicht geheilten Mikrofrakturen und entwickeln sich zu Makrofrakturen, die erhebliche Schmerzen verursachen können. Dieser Schmerz kann in der Hüfte wahrgenommen werden, wird aber häufig auch als Schmerz im Oberschenkel oder Knie empfunden (übertragener Schmerz).

**Wie kann man eine avaskuläre Nekrose frühzeitig nach einer Femurhalsfraktur erkennen?**

Es ist wichtig zu verstehen, dass Patienten mit Schenkelhalsfrakturen Gefahr laufen, in den Monaten bis Jahren nach der Verletzung und Behandlung eine avaskuläre Nekrose zu entwickeln. Oft hat der Patient früh in der Progression der avaskulären Nekrose des Femurkopfes starke Schmerzen, obwohl noch kein Anzeichen für eine Nekrose auf nativen Röntgenbildern zu sehen sind. In diesen Fällen kann eine MRT hilfreich sein, um die avaskuläre Nekrose zu erkennen, bevor sie weiter fortschreitet (Abb. 12.3a, b). Wenn Patienten nach einer Schenkelhalsfraktur erneut Hüft-, Knie- oder Oberschenkelschmerzen haben, sollte

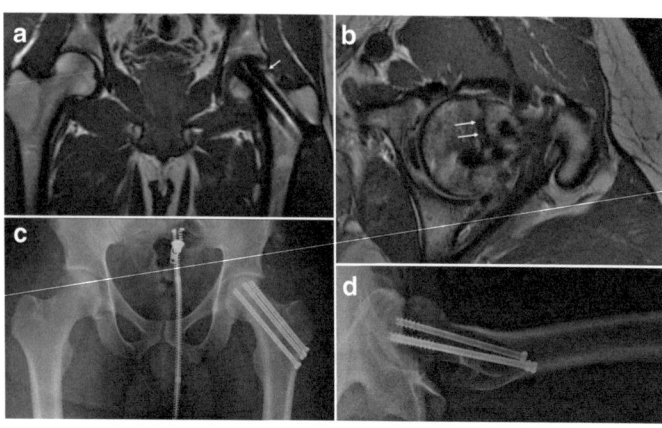

**Abb. 12.3** Repräsentative koronale Ebene (**a**) und axiale (**b**) MRT-Bilder durch den Femurkopf bei einem Patienten mit plötzlichem Auftreten von atraumatischen Schmerzen in der Hüfte 6 Monate nach der Frakturfixation. Artefakte von Schrauben sind erkennbar, und Pfeile zeigen das Intervall zwischen dem lebensfähigen und nekrotischen Knochen (avaskuläre Nekrose) im Femurkopf. Drei Monate später zeigen die a.-p.-Röntgenbilder des Beckens (**c**) und die laterale Quertisch-Aufnahme (**d**) eine geheilte Schenkelhalsfraktur mit relativer Sklerose des Femurkopfes. Der weiße Pfeil auf der a.-p.-Ansicht zeigt einen kleinen „step" an der Gelenkfläche, der mit einem subchondralen Kollaps übereinstimmt, während die laterale Quertisch-Aufnahme eine unregelmäßige radiographische Dichte am Femurkopf ohne Gelenkinkongruenz auf dieser Ansicht zeigt

eine avaskuläre Nekrose des Femurkopfes in der Differenzialdiagnose berücksichtigt werden, und es sollten Röntgenaufnahmen sowie eine MRT der Hüfte angefertigt werden.

**Was passiert, wenn die avaskuläre Nekrose fortschreitet?**

Wenn die Makrofraktur im Femurkopf nicht heilt, persistieren die Schmerzen und es tritt eine Entzündung in dem Bereich der Fraktur auf, der seine Vaskularität beibehalten hat. Die Entzündung führt zu einer Resorption des Knochens und einer radiographischen Radioluzenz unterhalb der Gelenkoberfläche. Schließlich bricht der nichtunterstützte Knochen an der Gelenkoberfläche des oberen Femurkopfes (Abb. 12.3c, d). Auch wenn der Knorpel über dem Femurkopf gesund bleibt (er erhält seine Nährstoffe und Sauerstoff per Diffusion durch die Gelenkflüssigkeit), so nimmt er eine unregelmäßige Kontur an, sobald der Knochen darunter einbricht. Dies führt zu einem unregelmäßigen Verschleiß des Gelenkknorpels und schließlich zu Arthrose. Oft ist der Schmerz der avaskulären Nekrose und Fraktur so stark, dass die Patienten sich für eine Hüftarthroplastik (oder eine andere Operation) entscheiden, noch bevor auf den Röntgenbildern eine signifikante Arthrose zu sehen ist.

**Warum behandelt man diese Fraktur nicht einfach mit einem Hüftersatz, da die meisten Patienten nach diesem Eingriff sehr gut zurechtkommen?**

Eine Hüftarthroplastik wird oft durchgeführt, um die schmerzhafte Coxarthrose zu behandeln. Es handelt sich dabei um einen elektiven Eingriff, der mit einer signifikanten Verbesserung der Lebensqualität verbunden ist. Nach einer Hüftarthroplastik können Patienten, die jahrelang Schmerzen bei normaler Aktivität hatten und gezwungen waren, ihre Aktivitätslevel allmählich zu reduzieren und ihre Aktivitäten aufgrund der Schmerzen aufzugeben, wieder gehen, Fahrrad fahren, tanzen und sozialen Aktivitäten schmerzfrei nachgehen.

Die totale Hüftarthroplastik ist die Standardbehandlung für ältere (>60–70 Jahre) Patienten mit verschobenen Schenkelhalsfrakturen. Der Erfolg bei diesen Patienten gleicht dem Erfolg dieses Eingriffs bei Patienten mit chronischer Arthritis. Leider ist die Hüftarthroplastik mit einem Infektionsrisiko von etwa 1 % verbunden (was einen oder mehrere operative Eingriffe erfordern kann mit dem Risiko, dass die Infektion möglicherweise nie abklingt), ebenso mit einem 3%igen Risiko einer Luxation (die eine Anästhesie und geschlossene oder offene Reposition erfordert) und einem 3 %igen Risiko eines signifikanten Thromboembolismus trotz Prophylaxe. Das andere große Risiko der Hüftarthroplastik ist die aseptische (nichtinfizierte) Lockerung, die mit der Zeit immer schmerzhafter wird und schließlich eine Revisionsoperation erfordert. Da Patienten mit zunehmendem Alter weniger aktiv werden, ist es weniger wahrscheinlich, dass sie eine aseptische Lockerung der Hüftarthroplastik erleben. Bei jüngeren, aktiveren Patienten beträgt die durchschnittliche Lebensdauer der Hüftendoprothese 15–25 Jahre [3]. Daher ist es wahrscheinlich, dass bei diesem 42-jährigen Patienten vor dem

60. Lebensjahr eine Revisionsoperation erforderlich wird, wobei die Lebensdauer des Revisionsverfahrens geringer ist, während das Komplikationsrisiko steigt. Daher wäre es für jüngere Patienten mit verschobenen Schenkelhalsfrakturen langfristig am besten, nach Möglichkeit den Femurkopf und das Hüftgelenk durch eine interne Fixation zu erhalten.

## Literatur

1. Roberts KC, Brox WT, Jevsevar DS, Sevarino K. Management of hip fractures in the elderly. J Am Acad Orthop Surg. 2015;23(2):131–7. https://doi.org/10.5435/JAAOS-D-14-00432.
2. Large TM, Adams MR, Loeffler BJ, Gardner MJ. Posttraumatic avascular necrosis after proximal femur, proximal humerus, talar neck, and scaphoid fractures. J Am Acad Orthop Surg. 2019;27(21):794–805. https://doi.org/10.5435/JAAOS-D-18-00225.
3. Evans JT, Evans JP, Walker RW, Blom AW, Whitehouse MR, Sayers A. How long does a hip replacement last? A systematic review and meta-analysis of case series and national registry reports with more than 15 years of follow-up. Lancet. 2019;393(10172):647–54. https://doi.org/10.1016/S0140-6736(18)31665-9. Epub 2019 Feb 14. PMID: 30782340; PMCID: PMC6376618.

# Dislozierte Talushalsfrakturen

**13**

Ein 24-jähriger Arbeiter erleidet eine Fußverletzung, als er beim Tragen von Schindeln auf einer Leiter ausrutscht und die Leiter hinunterfällt. Ein seitliches Röntgenbild ist in Abb. 13.1a zu sehen. **Welche Verletzung liegt vor und was ist die beste Behandlung?**

Dieser Patient hat eine dislozierte Talushalsfraktur. Diese Fraktur sollte notfallmäßig reduziert werden (Abb. 13.1b). Nach der Reduktion sollte sie dann im Operationssaal mit einer internen Fixation stabilisiert werden [1].

**Warum ist eine zeitnahe Reduktion so wichtig?**

Bei dieser dislozierten Fraktur kam es zu einer Verschiebung des hinteren Subtalargelenks (Gelenk zwischen dem Talus und dem Kalkaneus unterhalb davon). Daher handelt es sich um eine Frakturdislokation. Wie bei vielen Dislokationen kann der Druck auf die Haut, neurovaskuläre Strukturen und Knorpel zu Nekrosen oder irreversiblen Verletzungen führen, wenn sie nicht schnell durch eine Reduktion korrigiert wird. Darüber hinaus ist bei diesen dislozierten Frakturen häufig die Blutversorgung gestört oder komprimiert. Eine frühzeitige Reduktion der Frakturdislokation kann die Gefäße neu ausrichten und die Durchblutung des Taluskörpers verbessern, wodurch eine avaskuläre Nekrose verhindert wird [2].

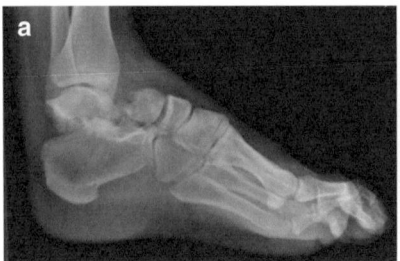
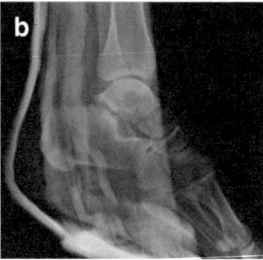

**Abb. 13.1** (**a**) Seitliche Röntgenaufnahme des Fußes und des Sprunggelenks zeigt eine dislozierte Fraktur am Talushals mit Verschiebung (Dislokation) am Subtalargelenk zwischen dem hinteren Talus und dem Kalkaneus. (**b**) Seitliche Röntgenaufnahme des Fußes und des Sprunggelenks nach Reduktion der Fraktur und Dislokation, mit dem Sprunggelenk in Plantarflexion geschient, um die Reduktion zu erhalten

**Welche anatomischen Merkmale des Talus machen ihn anfällig für avaskuläre Nekrose bei dislozierten Talushalsfrakturen?**

Der Talus befindet sich in der Mitte des Fußes und des Sprunggelenks und artikuliert mit vier anderen Knochen. Daher besteht ein großer Prozentsatz (70 %) seiner Oberfläche aus Gelenkknorpel, der im Allgemeinen keinen Durchgang für Blutgefäße zum darunter liegenden Knochen zulässt. Außerdem gibt es keine Muskeln oder Sehnen, die am Talus ansetzen – der Bereich der Muskel- oder Sehnenansätze ist im Allgemeinen ein guter Orte, an dem Blutgefäße in einen Knochen eintreten können. Die Position des Taluskörpers innerhalb des Sprunggelenks erfordert, dass das Blut von distal nach proximal fließt, um den Taluskörper zu erreichen. Es gibt mehrere andere Stellen im Körper (Femurkopf, Humeruskopf und Skaphoid im Handgelenk), an denen dieser retrograde Fluss den Knochen bei einer Fraktur oder Dislokation und einer beeinträchtigten Durchblutung einem höheren Risiko für avaskuläre Nekrose aussetzt.

**Welche Art von Verletzung verursacht eine dislozierte Talushalsfraktur?**

Talushalsfrakturen werden oft durch Hyperdorsalflexionsverletzungen verursacht, bei denen die erzwungene Dorsalflexion so extrem ist, dass der vordere Aspekt der Tibia die Bewegung des Talushalses stoppt, während die fortgesetzte Kraft eine Fraktur verursacht, da der vordere Talus und der Vorfuß weiter verlagert werden (Abb. 13.2). Wenn die Fraktur sich verschiebt, kommt es zu einer Dislokation des hinteren Talus am Subtalargelenk. Wenn der verlagerte Vorfuß nach dem Einwirken der traumatischen Kraft zurückschnellt, wird der vordere Talus seine normale Position wieder einnehmen, kann aber den hinteren Talus (Körper) weiter nach hinten drücken und eine Subluxation oder Dislokation des Sprunggelenks (tibiotalar) verursachen. Von historischem Interesse ist, dass dislozierte Talushalsfrakturen bei Piloten der Royal Air Force im Zweiten Weltkrieg beschrieben wurden, die bei Flugzeugabstürzen Hyperdorsalflexionstraumata erlitten, als ihr Fuß durch die Ruderstange in Dorsalflexion

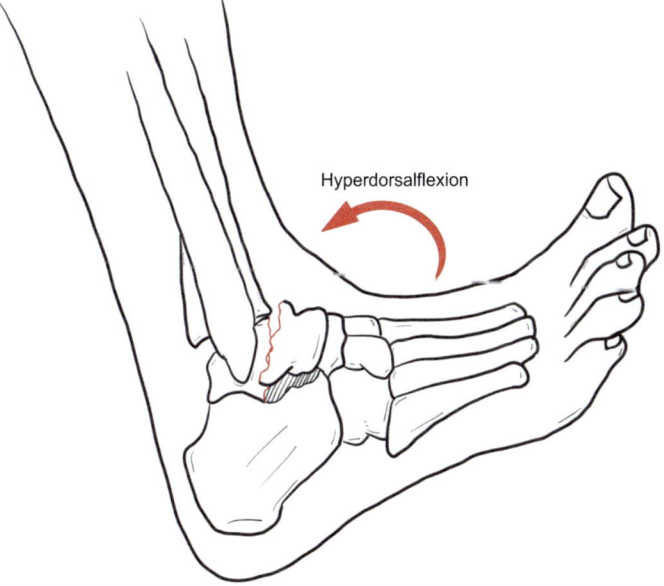

**Abb. 13.2** Illustration des Mechanismus der Hyperdorsalflexion des Sprunggelenks und Talushalsfraktur. (Zeichnung mit freundlicher Genehmigung von Louis C. Okafor, MD)

gezwungen wurde. Der Begriff „Aviator's Astragalus" wurde für dislozierte Talushalsfrakturen geprägt [3].

**Wie erfolgt die chirurgische Behandlung dislozierter Talushalsfrakturen?**

Dislozierte Frakturen des Talushalses sollten notfallmäßig reduziert und dann anatomisch mit Schrauben und/oder Platten stabilisiert werden. Die Qualität der Reduktion ist entscheidend, da jede Verschiebung an der Fraktur zwangsläufig zu einer Fehlreduktion des hinteren Teils des Subtalargelenks führt. In der Regel werden zwei Schnitte, einer medial und einer lateral, gemacht, um die Fraktur zu betrachten. Implantate werden durch jeden der Schnitte eingesetzt, um die Fraktur zu stabilisieren (Abb. 13.3). Es ist nicht ungewöhnlich in der orthopädischen Chirurgie, eine Fraktur durch zwei Schnitte zu fixieren, die jeweils mit begrenzter Dissektion durchgeführt werden können, um die Lebensfähigkeit des Knochens zu erhalten, während die Fraktur von zwei Standpunkten aus sichtbar ist und die Möglichkeit zur „Feinabstimmung" der Frakturreduktion verbessert wird.

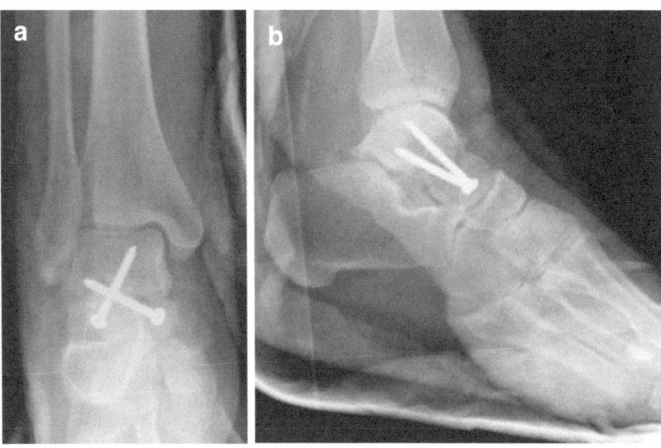

**Abb. 13.3** Anteroposteriore (**a**) und laterale (**b**) Röntgenaufnahmen nach offener Reduktion und interner Fixation der dislozierten Talushalsfraktur, durchgeführt mittels zwei begrenzter Schnitte

# 13 Verlagerte Talushalsfrakturen

**Die Fraktur wird notfallmäßig reduziert und stabilisiert. Wie wissen wir, ob sich im Taluskörper eine avaskulären Nekrose entwickelt?**

Nach der Behandlung von verschobenen Talushalsfrakturen ist es den Patienten für für 2–3 Monate nicht erlaubt, Gewicht zu tragen, bis die Fraktur heilt. Während einer Phase der verlängerten Nichtbelastung oder verminderter Aktivität wird der lebende Knochen einen Teil seiner Dichte verlieren („disuse osteopenia"). Daher sollte es 6–8 Wochen nach der Verletzung radiographische Anzeichen einer solchen „disuse osteopenia" im Röntgenbild geben. Dieser Befund ist am besten als subchondrale Radioluzenz im Röntgenbild des Sprunggelenks zu sehen (Abb. 13.4).

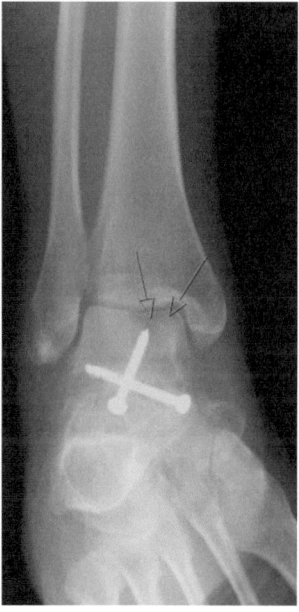

**Abb. 13.4** Mortise-Ansicht des Sprunggelenks 6 Wochen nach Talushalsfraktur. Pfeile weisen auf das „Hawkins-Zeichen" der subchondralen Radioluzenz in der Taluskuppel hin aufgrund einer „disuse osteopenia" durch eingeschränkte Gewichtsbelastung auf diesem Fuß nach der Fraktur. Dies ist im Allgemeinen ein günstiges Zeichen, da es darauf hinweist, dass bei dem Patienten an dieser Stelle keine avaskuläre Nekrose vorliegt

Der Mangel an Dichte ist ein gutes Zeichen, da er darauf hinweist, dass der Knochen lebensfähig ist und normal auf die verminderten Kräfte reagiert, die auf ihn ausgeübt werden. Die Knochendichte und -stärke werden allmählich wieder normal, nachdem die Fraktur geheilt ist und sobald der Patient die Gewichtsbelastung und normale Aktivität wieder aufnimmt (Abb. 13.5). Gelegentlich, wenn der Patient eine beeinträchtigte Durchblutung des Knochens hat, ist die subchondrale Radioluzenz einer Revaskularisation auch viele Monate nach der Fraktur nicht zu sehen. Wenn sie nicht erscheint, so liegt eine avaskuläre Nekrose vor und es besteht eine erhöhte Wahrscheinlichkeit, dass der Patient in der Folge eine Arthritis und Schmerzen entwickelt.

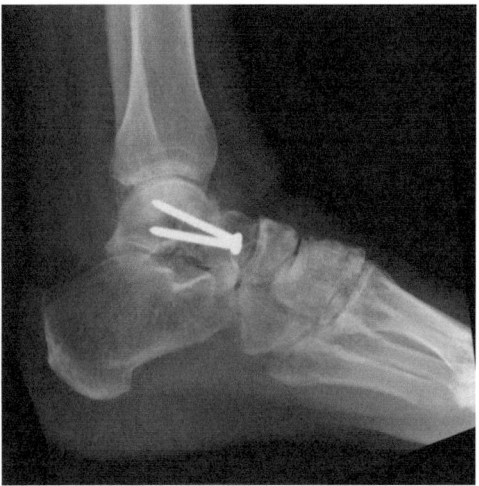

**Abb. 13.5** Die postoperative laterale Röntgenaufnahme des Sprunggelenks 3 Monate später zeigt eine gute Erhaltung der Ausrichtung und Heilung der Fraktur

## Literatur

1. Lee C, Brodke D, Perdue PW Jr, Patel T. Talus fractures: evaluation and treatment. J Am Acad Orthop Surg. 2020;28(20):e878–87. https://doi.org/10.5435/JAAOS-D-20-00116.
2. Large TM, Adams MR, Loeffler BJ, Gardner MJ. Posttraumatic avascular necrosis after proximal femur, proximal humerus, talar neck, and scaphoid fractures. J Am Acad Orthop Surg. 2019;27(21):794–805. https://doi.org/10.5435/JAAOS-D-18-00225.
3. Coltart WD. Aviator's astragalus. J Bone Joint Surg Br. 1952;34(4):545–66. https://doi.org/10.1302/0301-620X.34B4.545.

# Epiphyseolysis capitis femoris 14

Ein 7-jähriges Mädchen klagt über allmählich einsetzende Knieschmerzen. Eine Verletzung liegt nicht vor. Sie kann nicht laufen. Was sollte getan werden?
Jedes Mal, wenn ein Kind nicht laufen kann, sollte es von einem Orthopäden untersucht werden. Gelenkinfektion, Fraktur, Wachstumsplattenanomalie und Tumor müssen in Betracht gezogen und ausgeschlossen werden.

Hüftprobleme, die bei Kindern auftreten, verursachen Schmerzen in der Hüfte sowie Schmerzen, die auf den Oberschenkel oder das Knie ausstrahlen. Daher sollten bei Kindern, die nicht laufen können und Schmerzen im Knie oder Oberschenkel haben, Röntgenaufnahmen der Hüfte und des Femur sowie des Kniegelenks angefertigt werden.

**Die Patientin war afebril, die Laboruntersuchungen normal (CBC, CRP und ESR). Röntgenaufnahmen der Hüfte wurden angefertigt (Abb. 14.1). Was sollte jetzt erfolgen?**
Die Röntgenaufnahme zeigt den subtilen Befund einer minimalen Angulation durch die rechte proximale Femurphysis (Wachstumsplatte), auch bekannt als Epiphyseolysis capitis femoris (ECF). Die Patientin sollte in ein Krankenhaus eingewiesen werden, Bettruhe einhalten und auf eine Operation zur Stabilisierung der ECF vorbereitet werden [1].

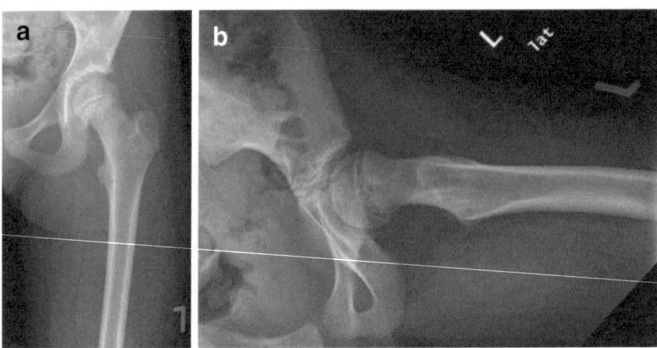

**Abb. 14.1** (**a**) Die a.-p.-Röntgenaufnahme der Hüfte bei einem 7-jährigen Kind mit Hüftschmerzen links und Unfähigkeit zu laufen zeigt keine signifikante Anomalie. (**b**) Frog-leg-lateral-Röntgenaufnahme der Hüfte zeigt eine leichte posteriore Verschiebung (Gleiten) durch die Physis (Wachstumsplatte)

**Leider wurden die radiographischen Befunde nicht erkannt und die Patientin wurde mit Krücken nach Hause geschickt. Sie kehrte am nächsten Tag mit mehr Schmerzen ins Krankenhaus zurück, und es wurden die folgenden Röntgenaufnahmen gemacht (Abb. 14.2). Was sehen Sie jetzt?**

Die Epiphyse hat sich jetzt noch weiter verschoben (disloziert). Die Angulation auf der lateralen Röntgenaufnahme der Hüfte ist ziemlich offensichtlich. Dies hätte verhindert werden können, wenn die korrekte Diagnose zunächst gestellt worden wäre und die Patientin durch Einschränkung der Hüftbewegung geschützt worden wäre.

**Was sollte getan werden, um das Hüftproblem zu behandeln?**

Die ECF sollte chirurgisch stabilisiert werden, um eine weitere Verschiebung zu verhindern und die Heilung zu ermöglichen. Dies wird im Operationssaal durchgeführt, indem eine Schraube perkutan (durch sehr kleine Schnitte) mit fluoroskopischer Führung eingesetzt wird [1, 2]. Die Patientin darf die Hüfte nicht belasten, bis es klinische und radiographische Anzeichen für eine Heilung gibt.

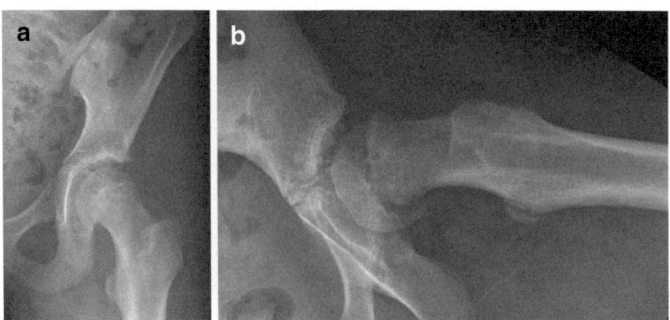

**Abb. 14.2** (**a**) Die a.-p.-Röntgenaufnahme der Hüfte am nächsten Tag zeigt minimale Veränderung. (**b**) Die Frog-leg-lateral-Röntgenaufnahme der Hüfte zeigt jedoch eine signifikante posteriore Verschiebung des Femurkopfes (Epiphyse) an der Physis (Epiphyseolysis capitis femoris)

### Was sind die Komplikationen der ECF?

Die Komplikation der ECF, die am meisten Sorgen bereitet, ist die avaskuläre Nekrose, die häufiger auftritt, wenn sich die Physis verschoben hat oder wenn der Patient nicht laufen kann; beide Risikofaktoren lagen bei dieser Patientin vor. Die genaue Pathophysiologie der avaskulären Nekrose ist unklar, hängt aber mit einer Veränderung der Blutversorgung des Femurkopfes zusammen.

### Warum ist die avaskuläre Nekrose des Femurkopfes ein Problem?

Wie im Kapitel über luxierte Gelenke und dislozierte Femurhalsfrakturen erklärt, ist Knochen lebendig, er wird ständig umgebaut und repariert Mikrofrakturen, die im Rahmen normaler Aktivität auftreten. Avaskulärer Knochen hat nicht die Fähigkeit, diese Mikrofrakturen zu heilen. Daher verbinden sich die Mikrofrakturen schließlich zu Makrofrakturen, die Schmerzen verursachen und eine entzündliche Reaktion auslösen, wodurch es zur Resorption des die Knochens kommt. Wenn der Knochen unter der Gelenkoberfläche resorbiert wird, kollabiert die Gelenkoberfläche und wird unregelmäßig (Abb. 14.3), was schließlich zur Zerstörung des Gelenks und zu Arthrose führt. Die Behandlungsmöglichkeiten für avaskuläre Nekrose sind begrenzt. Die beste

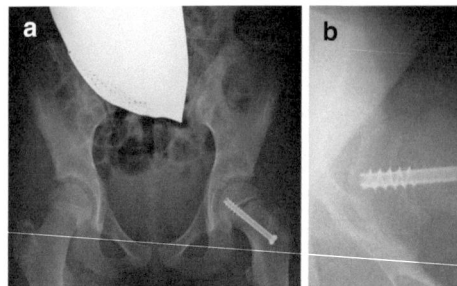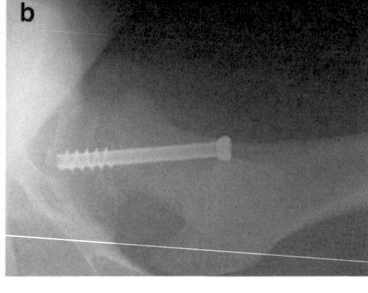

**Abb. 14.3** Anteroposteriore (**a**) und Frog-leg-lateral-Aufnahme (**b**) des Beckens nach operativer Stabilisierung der abgerutschten Femurkopfepiphyse (Epiphyseolysis capitis femoris). Eine Reduktion der Dislokation wurde nicht durchgeführt, da sie die Blutversorgung weiter schädigen und eine höhere Rate von avaskulärer Nekrose des Femurkopfes verursachen kann

Behandlung ist eine Prävention durch frühzeitige Erkennung und Behandlung.

**Was verursacht ECF?**

Eine Epiphyseolysis capitis femoris tritt auf, weil der Knorpel schwächer als üblich ist. Mehrere endokrine Erkrankungen sind mit ECF assoziiert, einschließlich Hypothyreose, Wachstumshormonmangel und Hypophysentumoren. Darüber hinaus sind chronische Krankheiten, renale Osteodystrophie, Pubertät und Fettleibigkeit mit ECF assoziiert [3].

Daher ist eine gründliche endokrinologische Untersuchung zum Ausschluss einer zugrunde liegenden Erkrankung bei der laufenden Behandlung dieser Patienten unerlässlich.

**Gibt es noch etwas zu beachten bei der Behandlung dieser Patienten?**

Die gleichen Faktoren, die eine ECF in der einen Hüfte verursacht haben, können eine solche auch auf der Gegenseite bedingen. Etwa 20 % der Patienten präsentieren sich mit beidseitiger ECF, und weitere 20–40 % werden in der Zukunft eine Beteiligung der Gegenseite entwickeln. Daher sollte ernsthaft über eine prophylaktische Fixierung der nichtbeteiligten Hüfte nachgedacht werden. Dies kann in der Regel verzögert werden, bis der

# 14 Abrutschen der Femurkopfepiphyse

Patient in der Lage ist, das Gewicht auf der betroffenen Seite zu tragen. Sobald der Patient beginnt, Schmerzen in der Gegenseite der Hüfte (oder Oberschenkel oder Knie) zu verspüren, sollte dies als bevorstehende ECF interpretiert werden und die Hüfte sollte zu diesem Zeitpunkt stabilisiert werden, um eine Verschiebung der Gegenseite zu verhindern (Abb. 14.4).

Zusammenfassend tritt eine ECF oft bei übergewichtigen Jugendlichen auf, kann aber auch bei schlanken und jüngeren Kindern auftreten. Die Patienten klagen meist über Schmerzen in der Hüfte, im Oberschenkel oder im Knie. Röntgenbilder, einschließlich Frog-leg-lateral-Aufnahmen der Hüfte, sind unerlässlich für die Diagnose. Risikofaktoren für schlechte Ergebnisse sind eine ECF und die Unfähigkeit zu gehen. Eine chirurgische Stabilisierung ist notwendig, und bei den meisten Patienten ist eine Operation an beiden Seiten notwendig, auch wenn sie auf der Gegenseite asymptomatisch sind. Bei jedem Patienten mit SCFE sollte eine gründliche endokrinologische Untersuchung durchgeführt werden, um bisher nicht diagnostizierte endokrine Störungen zu erkennen und zu behandeln. Die ECF tritt häufig bei jugendlichen Patienten auf, kann aber auch bei jüngeren Patienten, wie bei dem in diesem Kapitel vorgestellten 7-jährigen Mädchen, auftreten.

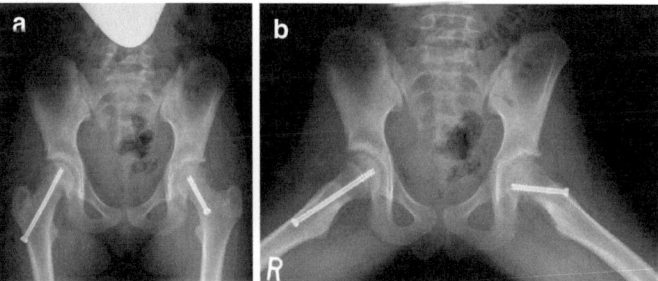

**Abb. 14.4** Die Patientin entwickelte 3 Wochen nach der Operation an der linken Hüfte Schmerzen in der rechten Hüfte. Röntgenbilder zeigten keine Veränderung in der Ausrichtung. Es wurde entschieden, eine Stabilisierung der rechten Hüfte durchzuführen, wie die postoperativen a.-p.-Röntgenbilder des Beckens (**a**) und die Frog-leg-lateral-Aufnahmen (**b**) zeigen

## Literatur

1. Aronsson DD, Loder RT, Breur GJ, Weinstein SL. Slipped capital femoral epiphysis: current concepts. J Am Acad Orthop Surg. 2006;14(12):666–79. https://doi.org/10.5435/00124635-200611000-00010.
2. Kuzyk PR, Kim YJ, Millis MB. Surgical management of healed slipped capital femoral epiphysis. J Am Acad Orthop Surg. 2011;19(11):667–77. https://doi.org/10.5435/00124635-201111000-00003.
3. Witbreuk M, van Kemenade FJ, van der Sluijs JA, Jansma EP, Rotteveel J, van Royen BJ. Slipped capital femoral epiphysis and its association with endocrine, metabolic and chronic diseases: a systematic review of the literature. J Child Orthop. 2013;7(3):213–23. https://doi.org/10.1007/s11832-013-0493-8. Epub 2013 Mar 30. PMID: 24432080; PMCID: PMC3672463.

# Kompartmentsyndrom 15

**Eine 36-jährige Fußgängerin wird von einem Auto angefahren und erleidet eine geschlossene Tibiafraktur. Sie zeigt keine Anzeichen einer neurovaskulären Verletzung (Abb. 15.1). Ihre Tibia wurde reduziert und es wurde ein zirkumferenzieller Ganzbein-Gipsverband angelegt. Drei Stunden später ist der Schmerz in ihrem Bein sehr stark und bessert sich nicht mit narkotischen Medikamenten. Was sollte als Nächstes getan werden?**

Bei dieser Patientin besteht das Risiko für ein Kompartmentsyndrom durch Schwellung des Muskels und Blutungen innerhalb der Kompartimente des Beins. Der zirkumferenzielle, starre Gipsverband ist ebenfalls ein Faktor, da er nicht die Kapazität zur Ausdehnung hat. Der Gipsverband sollte bivalviert (vollständig mit einer Gipssäge an zwei Seiten geschnitten) und die Polsterung bis zur Haut auf beiden Seiten gelöst werden, um dem Bein eine Ausdehnung zu ermöglichen, damit der Schmerz nachlässt. Die Patientin sollte nach 5–10 min erneut untersucht werden, um zu sehen, ob der Schmerz nachgelassen hat und ob sich die normale neurologische und vaskuläre Funktion in der Extremität normalisiert.

**Was ist ein Kompartmentsyndrom?**

Das Kompartmentsyndrom ist eine klinische Situation, in welcher der Druck innerhalb eines anatomischen Bereichs, wie z. B. innerhalb von Muskelkompartimenten, so hoch ist, dass er die Durchblutung des Muskels durch die Mikrogefäße

**Abb. 15.1** Hochenergetische Tibiaplateaufraktur, die mit einem Kompartmentsyndrom assoziiert sein kann. Diese Verletzung stellt ein diagnostisches Problem dar, da der Schmerz von der Fraktur schwer von dem Schmerz, der durch das Kompartmentsyndrom verursacht wird, zu unterscheiden ist

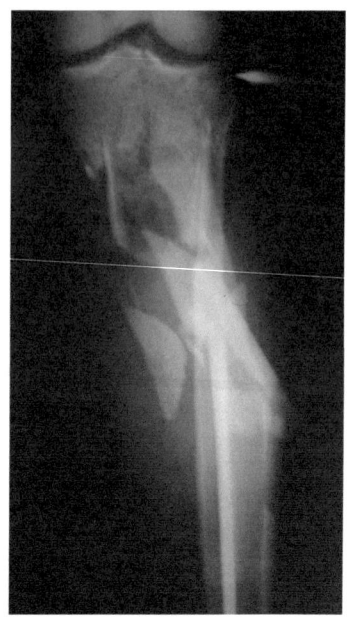

blockiert – normalerweise wird die Durchblutung an den Kapillaren blockiert, wo der Druck am niedrigsten ist [1, 2].

Die beeinträchtigte Durchblutung des Gewebes verursacht Ischämie, Schmerzen und weitere Schwellungen, die schließlich zu einer irreversiblen Nekrose des Gewebes in den Kompartimenten fortschreiten, wenn der Prozess nicht unterbrochen wird. Es liegt an dem medizinischen Team, das Risiko eines Kompartmentsyndroms zu erkennen, den Patienten zu überwachen, das Kompartmentsyndrom so schnell wie möglich zu identifizieren und umgehend chirurgisch zu behandeln, um eine Muskelnekrose zu verhindern.

**Welche Verletzungen sind am häufigsten mit einem Kompartmentsyndrom assoziiert?**

Obwohl jede Verletzung an einer Extremität ein Kompartmentsyndrom verursachen kann, sind Frakturen der Tibia und Frakturen des Radius am häufigsten. Quetschverletzungen, die erhebliche Schäden an einer Extremität verursachen, auch ohne

Fraktur, sind ebenfalls mit starker Schwellung und einem Kompartmentsyndrom assoziiert.

**Welche anderen Risikofaktoren für ein Kompartmentsyndrom gibt es?**

Offene Frakturen sind häufiger mit einem Kompartmentsyndrom assoziiert als geschlossene. Dies ist etwas kontraintuitiv, da die offene Fraktur möglicherweise etwas Blut aus der Extremität abfließen lässt und den Druck im Kompartiment verringert. Allerdings entlastet die offene Frakturwunde normalerweise nicht den Druck im gesamten Kompartiment, und das erhöhte Trauma, das die offene Fraktur verursacht, kann zu mehr Verletzungen des Gewebes und damit zu größerer Schwellungen führen, was die höhere Inzidenz von Kompartmentsyndromen bei offenen Frakturen erklärt.

Eine Koagulopathie kann das Risiko einer Blutung in ein Kompartiment erhöhen, auch bei geringer Energieverletzung und ohne Fraktur [3]. Dies stellt ein großes Problem dar, da viele Patienten, insbesondere ältere, eine Behandlung mit Antikoagulanzien wegen Vorhofflimmern, Thromboembolie, Prothesenherzklappen etc. erhalten. Im Allgemeinen verursacht die Behandlung mit Antikoagulanzien keine klinischen Probleme. Bei einigen Patienten, die therapeutisch oder prophylaktisch mit Antikoagulanzien behandelt werden, kann jedoch eine scheinbar geringfügige Verletzung zu einer erheblichen Blutung in ein Kompartiment führen, die ein Kompartmentsyndrom zur Folge haben kann.

Die Reperfusion eines zuvor ischämischen Körperteils kann eine Schwellung verursachen, die groß genug ist, um ein Kompartmentsyndrom zu erzeugen. Dies ist der Grund, warum viele Gefäßchirurgen nach der Revaskularisation eine prophylaktische Fasziotomie durchführen. Patienten, die aufgrund von septischem oder hypovolämischem Schock eine unzureichende Gewebeperfusion hatten, haben ebenfalls ein Risiko für ein Kompartmentsyndrom, nachdem sie reanimiert wurden und die Perfusion zur Extremität wiederhergestellt wurde; dies kann auch auftreten, wenn keine traumatische Verletzung der Extremität vorlag.

Wie oben erwähnt, kann ein nichtexpandierender Gipsverband ein Kompartmentsyndrom erzeugen, das auf das Bivalvieren des Gipsverbandes und das Lösen der darunter liegenden Polsterung anspricht. Ebenso kann ein zu straffer Verband an einer Extremität ein Kompartmentsyndrom verursachen, selbst bei minimaler Verletzung.

**Was sind die Symptome und Anzeichen eines Kompartmentsyndroms?**

Patienten mit Kompartmentsyndrom haben starke Schmerzen in der Extremität, sofern sie wach und ansprechbar sind. Mit der Zeit kann es zu einem Sensibilitätsverlust und einem Funktionsverlust der Muskeln in diesem Kompartiment kommen. Die körperliche Untersuchung zeigt oftmals eine Schwellung im Bein, mit Spannung in den Kompartimenten (Abb. 15.2). Der Muskel ist druckempfindlich. Das passive Bewegen des betroffenen Gelenks verursacht Schmerzen im betroffenen Muskel.

**Welche Faktoren erschweren die Diagnose des Kompartmentsyndroms?**

Es gibt mehrere Faktoren, die die Beurteilung von Patienten mit Kompartmentsyndrom erschweren. Erstens kann die Haut völlig normal erscheinen, mit unauffälliger Kapillarperfusion. Dies ist oft der Fall, weil die Haut außerhalb des Kompartiments liegt, so dass ihre Durchblutung vom Kompartmentsyndrom nicht beeinträchtigt wird. Zweitens wird der Patient in der Regel einen tastbaren Puls haben, da der Druck in der Arterie viel höher ist als der Druck im Kompartiment, das sie durchquert. Der arterielle und kapillare Druck wird viel eher durch den erhöhten Kompartimentdruck verschlossen, was zu einer Gewebe-Ischämie führt, auch wenn der arterielle Puls tastbar ist. Drittens liegen einige Kompartimente tief und fühlen sich möglicherweise nicht angespannt an, insbesondere bei Patienten mit reichlich subkutanem Fettgewebe, so dass sich das Bein auch bei einem Patienten mit allen anderen Anzeichen eines Kompartmentsyndroms weich anfühlen kann. Viertens kann der Patient benommen sein oder eine Nervenverletzung haben, die es weniger wahrscheinlich macht, dass er Anzeichen und

## 15 Kompartmentsyndrom

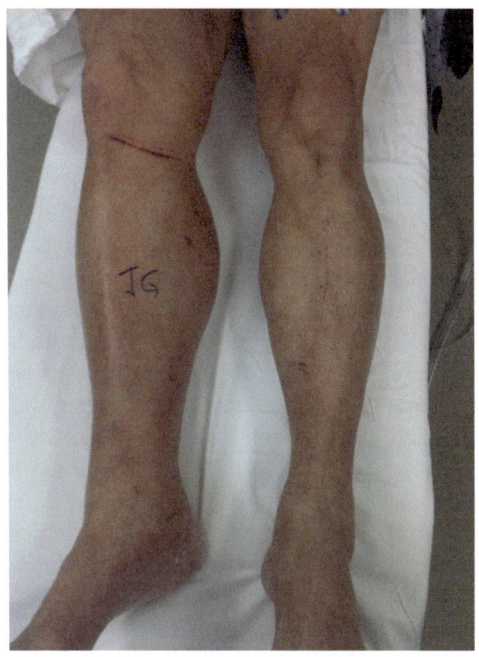

**Abb. 15.2** Das klinische Foto zeigt das geschwollene rechte Bein bei einer Patientin mit Kompartmentsyndrom. Beachten Sie den Kontrast zur Größe des anderen Beins aufgrund der Schwellung

Symptome eines Kompartmentsyndroms zeigt. Fünftens haben viele Patienten erhebliche Verletzungen an der Extremität, die die Diagnose verschleiern, weil sie Schwellungen, Druckempfindlichkeit und Schmerzen bei passiver Dehnung verursachen, obwohl die Schwellung nicht ausreicht, um ein Kompartmentsyndrom zu verursachen. Schließlich kann das Kompartmentsyndrom unmittelbar oder auch allmählich auftreten. Für eine frühzeitige Erkennung sind eine engmaschige Überwachung und erneute Untersuchung unabdingbar.

**Was ist zu tun, wenn die Diagnose des Kompartmentsyndroms unklar ist?**
Wenn unklar ist, ob der Patient ein Kompartmentsyndrom hat oder nicht, liefert die Messung des Drucks in den betroffenen Kompartiment(en) hilfreiche Informationen [1, 2, 4]. Wenn der Unterschied zwischen dem diastolischen Blutdruck des Patienten und dem Kompartimentdruck ($\Delta P$) weniger als 30 mmHg beträgt, dann ist der Druckgradient wahrscheinlich zu niedrig, um eine ausreichende Gewebeperfusion zu gewährleisten, und es besteht die Gefahr einer Gewebenekrose, es sei denn, das Muskelkompartiment wird durch eine Fasziotomie chirurgisch entlastet.

Der Intrakompartimentdruck kann mit einem handgehaltenen Druckmonitor oder mit einem arteriellen Leitungsdruckmonitor gemessen werden, die beide über einen Schlauch an eine spezielle Nadel angeschlossen werden können, die in das betreffende Kompartiment eingeführt wird (Abb. 15.3 Stryker-Monitor)

Wenn der Patient in einem Krankenhaus ist, in dem kein Orthopäde zur Verfügung steht, der bei Bedarf die dringend erforderliche Fasziotomie durchführen kann, dann sollte er so schnell wie möglich in ein Traumazentrum verlegt werden, das in der Lage sein wird, eine fortlaufende Beurteilung und notfallmäßige Fasziotomie durchzuführen.

**Was ist zu tun, sobald ein Kompartmentsyndrom diagnostiziert ist?**
Bei einem Patienten mit Kompartmentsyndrom sollte umgehend eine Entlastung (Fasziotomie) jedes betroffenen Kompartiments durchgeführt werden. Das Bein hat vier Kompartimente, die in der Regel alle entlastet werden, wenn die Diagnose des Kompartmentsyndroms in einem oder mehreren dieser Kompartimente festgestellt wird. Arm und Oberschenkel haben jeweils zwei Kompartimente, die möglicherweise entlastet werden müssen. Der Unterarm hat zwei Kompartimente, und viele Chirurgen werden im Rahmen der Fasziotomie des Unterarms auch die Brachioradialisfaszie und den Karpaltunnel entlasten. Die Fasziotomie wird durchgeführt, indem zuerst ein Längsschnitt in die Haut und dann durch die darunter liegende Faszie um jede Muskelgruppe gemacht wird (Abb. 15.4). Jedes Kompartiment wird längs aufgeschnitten, um den Druck auf den Muskel

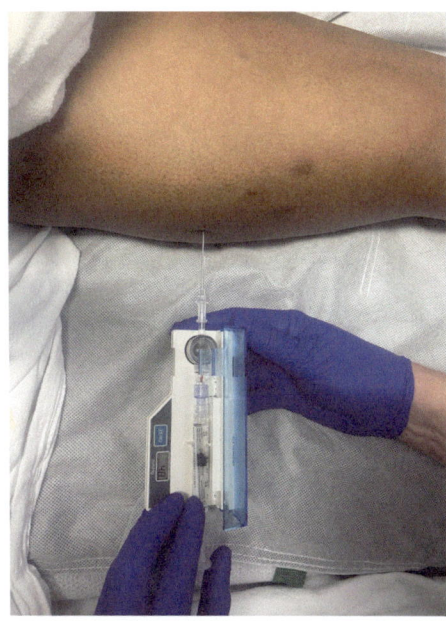

**Abb. 15.3** Ein handgehaltenes Instrument zur Messung des Kompartimentdrucks wird verwendet, um den Kompartimentdruck im Oberschenkel zu messen. (Foto mit freundlicher Genehmigung von Amy Phan, MD)

im gesamten Kompartiment zu lindern. Zwar ist es verlockend, kurze Schnitte zu machen, aber der Fasziotomieschnitt muss lang genug sein, um das gesamte Kompartiment zu entlasten, so dass diese Haut- und Faszieninzisionen fast die gesamte Länge des Muskels in den Kompartiment(en) abdecken.

**Was geschieht nach der Fasziotomie mit den Inzisionen?**

Alle Frakturen in der Region sollten mittels innerer oder äußerer Fixation stabilisiert werden. Die Faszien- und Hautinzisionen bleiben offen, bis die Schwellung ausreichend abgeklungen ist, um eine Schließung zu ermöglichen, was in der Regel 2–5 Tage dauert. Oft kann eine elastische Naht in Criss-Cross-Technik und/oder eine Gefäßschlaufe verwendet werden, um

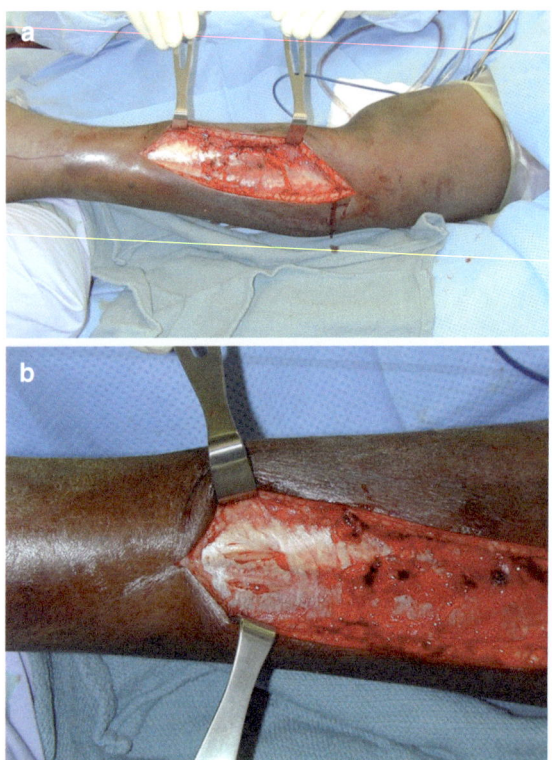

**Abb. 15.4** (**a**) Klinisches Foto zeigt den Schnitt durch eine laterale Hautinzision, aber noch nicht in die Kompartimente. (**b**) Erste Inzisionen in die lateralen und vorderen Kompartimente des Beins

die Hautränder sanft aufeinander zu ziehen und so eine Hautretraktion zu verhindern sowie den späteren Wundverschluss zu erleichtern (Abb. 15.5). Ein steriler Verband oder ein Negativ-Druckverband wird angelegt, um die Wunde sauber zu halten. Der Patient wird nach 2–3 Tagen zurück in den OP gebracht, um die Wunden zu spülen, devitalisiertes Gewebe zu débridieren (Abb. 15.6) und den Verschluss einer oder beider Wunden durchzuführen, wenn dies ohne übermäßige Spannung an den

## 15 Kompartmentsyndrom

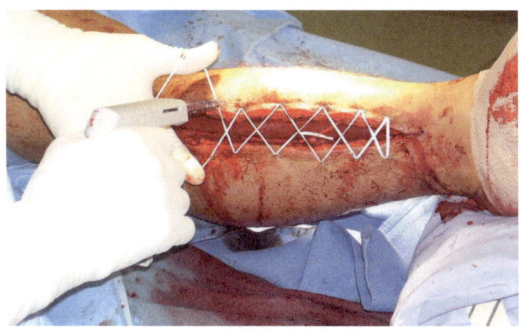

**Abb. 15.5** Schlaufen oder elastische Bänder in Criss-Cross-Technik können verwendet werden, um nach der Fasziotomie eine sanfte Traktion auf der Haut aufrechtzuerhalten. Dies kann eine Retraktion der Haut verhindern und die Notwendigkeit einer Hauttransplantation vermeiden

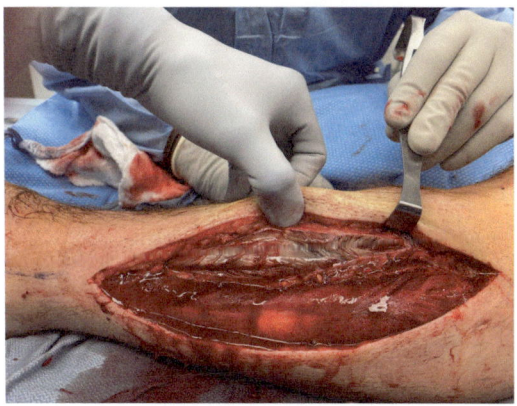

**Abb. 15.6** Klinisches Foto des Beins zeigt den nekrotischen Muskel bei einem Patienten, bei welchem die Diagnose und Behandlung des Kompartmentsyndroms verzögert gestellt wurde

Hauträndern möglich ist. Der Patient kehrt in der Regel alle 2–3 Tage in den OP zurück, bis die Wunden geschlossen werden können oder eine Hauttransplantation durchgeführt wird, um den Weichteildefekt zu bedecken.

## Literatur

1. Olson SA, Glasgow RR. Acute compartment syndrome in lower extremity musculoskeletal trauma. J Am Acad Orthop Surg. 2005;13(7):436–44. https://doi.org/10.5435/00124635-200511000-00003.
2. Osborn CPM, Schmidt AH. Management of acute compartment syndrome. J Am Acad Orthop Surg. 2020;28(3):e108–14. https://doi.org/10.5435/JAAOS-D-19-00270.
3. Bauer TW, Resnick L. Coagulopathic complications in orthopaedics. JBJS Case Connect. 2019;9(2):e0266. https://doi.org/10.2106/JBJS.CC.19.00266.
4. Roberts CS, Gorczyca JT, Ring D, Pugh KJ. Diagnosis and treatment of less common compartment syndromes of the upper and lower extremities: current evidence and best practices. Instr Course Lect. 2011;60:43–50.

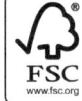

MIX
Papier aus verantwortungsvollen Quellen
Paper from responsible sources
FSC® C105338

If you have any concerns about our products,
you can contact us on
**ProductSafety@springernature.com**

In case Publisher is established outside the EU,
the EU authorized representative is:
**Springer Nature Customer Service Center GmbH
Europaplatz 3, 69115 Heidelberg, Germany**

Printed by Libri Plureos GmbH
in Hamburg, Germany